Knaur



Dr. med. Karola Scheffer

# Homöopathie

- Selbstheilungskräfte anregen
- Erwachsene und Kinder selbst behandeln

www.knaur-ratgeber.de

# Impressum

**Bibliografische Information Die Deutsche Bibliothek**
Die Deutsche Bibliothek verzeichnet diese Publikation in der Deutschen Nationalbibliografie; detaillierte bibliografische Daten sind im Internet über http://dnb.ddb.de abrufbar.

**Wichtiger Hinweis:**
Die im Buch veröffentlichten Ratschläge wurden von Verfasser und Verlag sorgfältig erarbeitet und geprüft. Eine Garantie kann dennoch nicht übernommen werden. Ebenso ist die Haftung des Verfassers bzw. des Verlages und seiner Beauftragten für Personen-, Sach- und Vermögensschäden ausgeschlossen.



Projektleitung: Kathrin Gritschneder
Textredaktion: Dr. Rainer Schöttle
Korrektorat: Margit Bachfischer
Bildredaktion: Sylvie Busche (Ltg.), Margit Schulzke
Umschlagfoto: Mauritius/AGE
Fotos: avenue images/Banana Stock S. 40; IMAGO/Udo Kröner S. 28; Mauritius: AGE S. 4, Fergusson S. 74; Klosterfrau: (31 Vignetten) Sonnenhut
Umschlagkonzeption: ZERO, München
Herstellung und Satz: Veronika Preisler, München
Reproduktion: Repro Ludwig, Zell am See
Druck und Bindung: Uhl, Radolfzell
Printed in Germany

ISBN 3-426-64126-7

5 4 3 2 1

# Inhalt

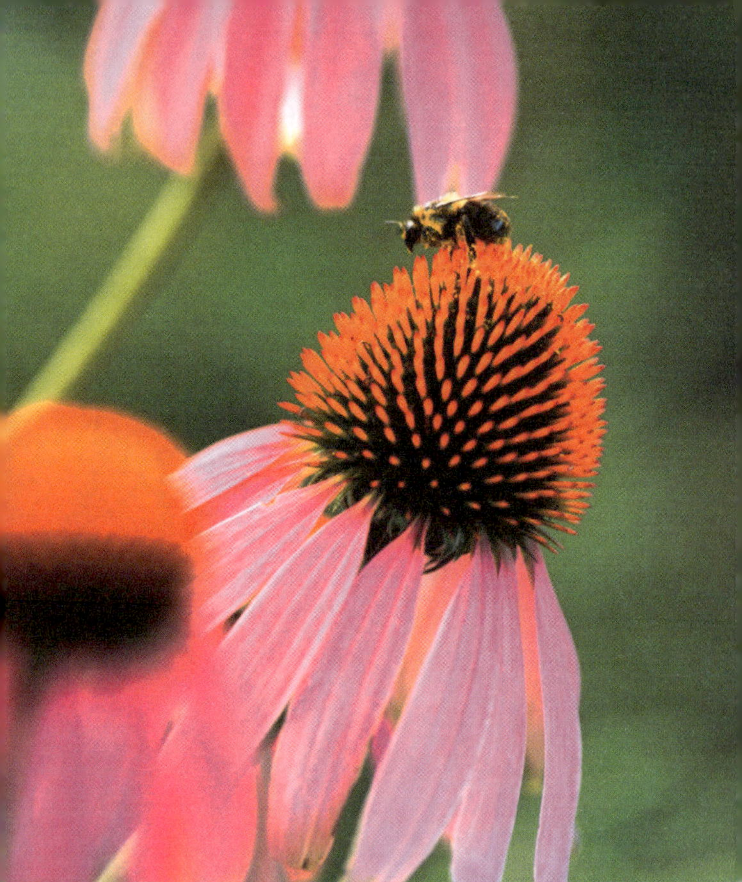

# Was ist Homöopathie?

Die so genannten natürlichen Heilmethoden erfreuen sich einer zunehmenden Beliebtheit. Immer mehr Menschen bevorzugen eine »sanfte« medizinische Behandlung. Dies ist nicht zuletzt eine Reaktion auf die oft nebenwirkungsreiche Schulmedizin. Die Naturmedizin bietet dabei eine Vielfalt an Möglichkeiten, um gesundheitliche Störungen zu heilen oder zu bessern. Großes Interesse hat in den letzten Jahren vor allem die Homöopathie erregt, weil sie als eine besonders sanfte und nebenwirkungsarme Methode gilt. Trotzdem bestehen noch immer Unklarheiten und Missverständnisse über die Homöopathie und ihre Wirkungsweise.

## ➤ Was bedeutet Homöopathie?

Homöopathie setzt sich aus zwei altgriechischen Worten zusammen: aus »Homoios« – was so viel wie »Ähnliches, Gleiches« bedeutet – und aus »Pathos« für »Leiden« oder »Krankheit«.

Hinter dem Begriff verbirgt sich schon das Wesen der Homöopathie. Sie arbeitet nämlich nach dem – auf den ersten Blick vielleicht ungewöhnlich anmutenden – Grundsatz, **Ähnliches mit Ähnlichem** zu heilen.

Dieses Prinzip beruht auf dem Gedanken, dass ein Stoff, der in großen Mengen bei einem gesunden Menschen bestimmte Krankheitszeichen erzeugen kann, in allerkleinsten Mengen einen Kranken, der an genau diesen Symptomen leidet, zu heilen vermag.

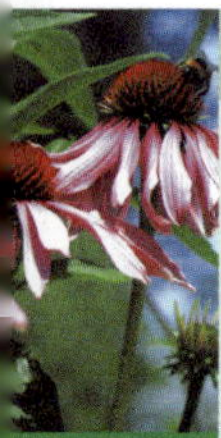

### Ein modernes Beispiel: Allergien

Auch der modernen, wissenschaftlich orientierten Medizin ist das **Ähnlichkeitsprinzip** nicht ganz unbekannt. Sie greift selbst darauf zurück, beispielsweise in der Allergiebehandlung. Wenn Sie etwa an einem Heuschnupfen leiden, gibt es in der herkömmlichen Medizin ein Verfahren, um den menschlichen Körper an den Allergie auslösenden Stoff zu gewöhnen. Diese Methode wird in der medizinischen Fachsprache **Hyposensibilisierung** genannt. Dabei injiziert der Arzt den Allergie auslösenden Stoff, beispielsweise bestimmte Pollen in spezieller Aufbereitung, in einer zunächst sehr geringen Dosis. Diese wird allmählich gesteigert, bis das menschliche Abwehrsystem die Substanz, die sonst die quälenden allergischen Reaktionen hervorgerufen hat, toleriert.

## ➤ Worin unterscheidet sich die Homöopathie von anderen Heilmethoden?

Die meisten medizinischen Verfahren behandeln Krankheiten nach einem festen Schema, das sich nach der jeweiligen Diagnose richtet. Sie basieren in aller Regel auf der Methode des **Gegensatzes**. Das heißt, eine Krankheit wird mit Medikamenten behandelt, die den Krankheitssymptomen direkt entgegenwirken. So würde in der herkömmlichen Medizin bei jedem Kranken in ein und derselben Weise eine fieberhafte Grippe mit fiebersenkenden Medi-

kamenten behandelt oder ein Darminfekt mit Arzneien, die den Durchfall stoppen.
Ganz anders verhält es sich in der Homöopathie. Sie ist eine im höchsten Maße **individuelle Therapie**, die gleiche Erkrankungen bei den verschiedenen Menschen oft mit völlig unterschiedlichen Mitteln behandelt.
In der Homöopathie ist es nämlich weniger bedeutend, um welche Krankheit es sich handelt oder welcher Erreger sie möglicherweise verursacht hat. Viel wichtiger ist das Bild, das der einzelne Mensch mit seiner Krankheit bietet. Nur nach diesem **Bild** ist eine homöopathische Arznei zu wählen.

## Die gleiche Krankheit – unterschiedliche Symptome

Eine fieberhafte Grippe kann, obwohl der Erreger der gleiche sein mag, bei den verschiedenen Menschen recht unterschiedliche Reaktionen hervorrufen. Manche Betroffenen weisen beispielsweise im Fieber ein blasses, eingefallenes Gesicht auf, sie frösteln, verlangen nach einer Wärmflasche und möchten sich warm einhüllen. Sie können weder essen noch trinken, allenfalls einen heißen Tee. Andere wiederum haben bei Fieber ein rotes, heißes Gesicht, sie schwitzen, haben großen Durst nach kalten Getränken, verlangen nach kühlenden Umschlägen und frischer Luft, sie ertragen keine Bettdecke.

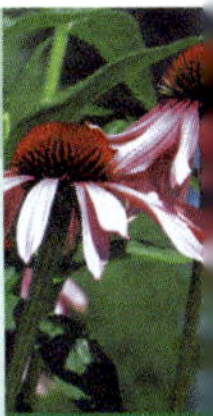

All dies sind Indizien, die dem Homöopathen bei der Suche nach der passenden homöopathischen Arznei helfen. Obwohl Krankheit und Erreger gleich sein können, wird die Wahl in den beiden genannten Beispielen sicherlich auf zwei ganz unterschiedliche Mittel fallen.

## ➤ Gehört die Homöopathie zu den klassischen Naturheilverfahren?

Zu den klassischen Naturheilverfahren im engeren Sinne wird die Homöopathie nicht gerechnet. Sie zählt aber zu den so genannten naturnahen Heilmethoden. Sie nutzt **Naturstoffe**, beispielsweise Pflanzen, Mineralien oder Substanzen tierischer Herkunft. Häufig sind diese Stoffe sogar starke Gifte. Aber sie werden verdünnt angewendet, und zwar nach dem Grundsatz **»weniger ist mehr«**. Die Verdünnungen können dabei oft so hoch sein, dass kein einziges Molekül des ursprünglichen Stoffes mehr darin enthalten ist.

## ➤ Worin besteht der Unterschied zwischen Homöopathie und Pflanzenheilkunde?

Die Homöopathie wird sehr häufig mit der Pflanzenheilkunde verwechselt oder gleichgesetzt. Die beiden Therapiemethoden unterscheiden sich jedoch deutlich voneinander. Gemeinsam ist beiden lediglich der Ausgangsstoff für die Herstellung der Heilmittel, nämlich eine Arzneipflanze.

Die Pflanzenheilkunde, die in der medizinischen Fachsprache als »Phytotherapie« bezeichnet wird, nutzt Extrakte (Auszüge) aus Arzneipflanzen oder Pflanzenteilen. Diese rufen, ebenso wie bei der Behandlung mit synthetischen Medikamenten, im Körper eine gezielte Wirkung hervor. Der Heileffekt tritt hier aber erst ab einer bestimmten **Dosis** ein. Der Pflanzenextrakt muss also in einer ausreichenden Menge verabreicht werden, um überhaupt eine Wirkung auszulösen. Thymiankraut etwa müssen Sie in einer wirksamen Menge einnehmen, um Ihren Husten zu lindern, ein einzelnes Blättchen allein würde nicht viel nützen.
Im Allgemeinen nimmt die Wirkung zu, je höher das pflanzliche Arzneimittel dosiert ist. Man kann diese Wirkstoffkonzentration dann auch in Körperflüssigkeiten wie Blut oder Urin nachweisen. Bei einer sehr starken Überdosis kann die Schwelle der Heilwirkung auch überschritten werden, und auch ein pflanzliches Heilmittel entfaltet dann möglicherweise unangenehme Effekte.
In der Homöopathie gilt ein ganz anderer Grundsatz: **Je höher die Verdünnung, umso kraftvoller die Wirkung**. Dieses Prinzip ist die Stärke der Homöopathie, weil es diese Therapierichtung zu einer sehr sicheren und nebenwirkungsarmen Heilmethode macht. Gleichzeitig ist dies aber auch ihr größter Angriffspunkt. Die Verdünnungen können nämlich so hoch sein, dass Kritiker der Homöopathie behaupten, solche Zubereitungen könnten gar nicht wirken, weil sie überhaupt keine Heilsubstanz mehr enthalten.

**Unterschiede zwischen Pflanzenheilkunde und Homöopathie**

| Pflanzenheilkunde | Homöopathie |
|---|---|
| Ausgangsstoffe: Extrakte aus Pflanzen oder Pflanzenteilen | Ausgangsstoffe: Pflanzen, Mineralien, tierische Substanzen, Gifte |
| erst eine ausreichende Dosis ruft die Wirkung hervor | je höher die Verdünnung, umso stärker die Wirkung |
| der Einsatz erfolgt indikationsbezogen (bei bestimmten Erkrankungen angezeigt) | der Einsatz richtet sich ausschließlich nach dem individuellen Krankheitsbild des ausschließlich Betroffenen |

## ➤ Was ist unter dem »Simile-Prinzip« zu verstehen?

»Simile« kommt aus dem Lateinischen und bedeutet »ähnlich«. Es bezeichnet in der Homöopathie diejenige Arznei, die unverdünnt ein ähnliches Krankheitsbild hervorrufen würde wie das, an dem ein Kranker gerade leidet. Geprägt wurde dieser Begriff durch einen Satz Samuel Hahnemanns, des Begründers der klassischen Homöopathie: **Similia similibus curentur**. Übersetzt lautet er: **Ähnliches möge durch Ähnliches geheilt werden**.

Dies lässt sich am besten anhand eines Beispiels erklären: Die Vergiftung mit der Tollkirsche (Atropa belladonna) beispielsweise führt zu einem Krankheitsbild, das einer fieberhaften Infektion sehr ähnlich sein kann: Der Betroffene bekommt ganz plötzlich hohes Fieber, hat einen trockenen Mund, eine heiße, rote Haut, während Füße und Beine eiskalt sind. Es besteht eine ausgeprägte Lichtscheu. Es kann dabei zu Sinnestäuschungen und Erregungszuständen kommen. Bietet ein fiebernder Kranker diese **Symptome**, so ist Belladonna in homöopathischer Zubereitung das **Simile** (das »Ähnliche«), das heißt die passende Arznei, die in der Lage ist, seinen Zustand zu heilen.

## ➤ Wie wirkt die Homöopathie?

Wie die Homöopathie genau wirkt, ist bis heute noch nicht entschlüsselt. Vermutlich regen Homöopathika die **Selbstheilungskräfte** des Organismus an. Sie nutzen das Prinzip der **Lebenskraft**, das jedem Lebewesen innewohnt. Möglicherweise ist ein homöopathisches Arzneimittel in der Lage, dem erkrankten Organismus eine Information über seinen krankhaften Zustand zu vermitteln, die den Impuls zur Heilung setzt. Dies ist insofern verständlich, als schon die Regulation der normalen Körperfunktionen sehr häufig auf einer feinstofflichen Ebene abläuft. Innerhalb des Hormonsystems beispielsweise reichen minimale Konzentrationen eines Hormons aus, um eine Wirkung im Körper hervorzurufen.

Eine andere Theorie besagt, dass mit einem Homöopathikum sozusagen kurzfristig eine »Kunstkrankheit« erzeugt wird, welche die Abwehrkräfte des Körpers so stark mobilisiert, dass die eigentliche Erkrankung dadurch ausheilt.

### ➤ Ist die Homöopathie wissenschaftlich bewiesen?

Die Homöopathie ist eine Erfahrungswissenschaft. Als wissenschaftlich bewiesen gilt sie nicht. Das liegt zum Teil sicherlich auch daran, dass sie einen ganz anderen Ansatzpunkt hat als die wissenschaftlich orientierte Medizin, und deshalb mit deren Methoden auch nicht bewiesen werden kann. Sie ist - wie bereits erwähnt - eine sehr individuelle Therapie, die im Gegensatz zur Schulmedizin bei gleichen Krankheitsbildern deshalb vielfach völlig verschiedene Arzneien einsetzt.

Mit Studien, die Arzneimittel dem heutigen wissenschaftlichen Standard entsprechend prüfen, kann daher die Wirksamkeit eines homöopathischen Mittels gar nicht getestet werden.

Dass die Homöopathie tatsächlich wirkt, steht inzwischen aber außer Zweifel. Die Erfahrungen von mehr als 200 Jahren, so lange gibt es diese Heilmethode mittlerweile, haben es immer wieder bewiesen. Aufgrund ihrer oft erstaunlichen Erfolge ist die Homöopathie deshalb heute auch von der Schulmedizin als eine eigenständige Therapieform anerkannt.

## ➤ Wie ist die Homöopathie entstanden?

Das Prinzip, Ähnliches mit Ähnlichem zu heilen, bildet die Grundlage der Homöopathie. Dieses Ähnlichkeitsprinzip hat seine Ursprünge in der Antike. Es geht zurück auf den berühmten griechischen Arzt **Hippokrates**, der im 5. Jahrhundert vor Christus auf der Insel Kos lebte und überhaupt als Begründer der Medizingeschichte gilt.

Hippokrates vertrat die Meinung, dass vor der Behandlung immer die sorgfältige Beobachtung der jeweiligen Krankheitssymptome und der individuellen Reaktion des Kranken stehen müsse. Er glaubte, dass es vor allem die **Selbstheilungskräfte** des Menschen seien, die durch die Wahl eines entsprechenden Heilmittels gestärkt werden müssten und die letztendlich die Gesundung bewirkten. Allerdings behandelte Hippokrates seine Patienten nach den Prinzipien der konventionellen Medizin, nämlich mit Arzneien, welche die Krankheitssymptome unterdrückten.

Der Erste, der die Behandlung nach dem Ähnlichkeitsprinzip in die Tat umsetzte, war **Paracelsus**, der von 1493 bis 1541 lebte. Theophrastus Bombastus von Hohenheim, so lautete sein ursprünglicher Name, war ein Gelehrter, der umfassende Kenntnisse in den damaligen Naturwissenschaften besaß und auch mit den Geheimnissen der Alchimie und der Astrologie vertraut war. Er erkannte, dass sich die Naturgesetze im Kosmos und allen irdischen Erscheinungsformen in ähnlicher Weise wiederfinden. Aufgrund seines großen Wissens widmete sich Paracelsus sehr bald der Herstellung von Heilmitteln. Dabei orientierte er sich am **Erscheinungsbild** der Ausgangsstoffe, denn er ging davon aus, dass sie ihr Einsatzgebiet in ähnlicher Weise widerspiegelten.

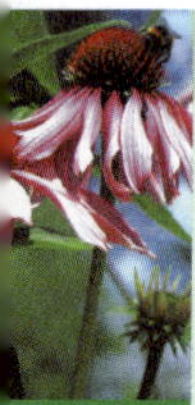

### So wählte Paracelsus seine Heilmittel aus

Indem er die Erscheinungsform des Ausgangsstoffs zugrunde legte, setzte Paracelsus beispielsweise das Schöllkraut (Chelidonium) bei Erkrankungen von Leber und Galle ein, weil dessen gelber Saft der Gallеflüssigkeit gleicht. Tatsächlich ist diese Heilpflanze bis heute ein wirksames Heilmittel bei Leber-Galle-Erkrankungen. Der blutrote Saft von Johanniskraut wiederum lässt an Wunden denken. Diese Arzneipflanze besitzt denn auch – das ist heute wissenschaftlich nachgewiesen – Wirkstoffe, die einer Wundinfektion entgegenwirken.

Auch Paracelsus war der Ansicht, dass giftige Stoffe, die in großen Dosen den Körper erkranken lassen, in kleinen Dosen genau diese Krankheit heilen könnten. Außerdem entdeckte er, dass bestimmte mineralische Stoffe im Körper wirken können, wie zum Beispiel Salze und Schwefel. Er führte damit die **Mineralien** und andere anorganische Stoffe in den Arzneischatz ein.

Allerdings geriet das von Paracelsus praktizierte Ähnlichkeitsprinzip nach seinem Tode erneut in Vergessenheit und es dauerte nahezu 300 Jahre, bis es mit der Homöopathie Hahnemanns wieder, und nun mehr denn je, Beachtung fand.

### ➤ Wer war Samuel Hahnemann?

Samuel Hahnemann gilt allgemein als der **Begründer der klassischen Homöopathie**. Er wurde am 10. April 1755 als Sohn eines Porzellanmalers im sächsischen Meißen geboren. Trotz spärlicher Mittel gelang es ihm, wenn auch unter großen Entbehrungen, an mehreren Universitäten Europas das Studium der Chemie und der Medizin zu vollenden.

Zunächst ließ sich Hahnemann als Landarzt nieder. Doch seine ärztliche Tätigkeit befriedigte ihn nicht hinreichend. Die Medizin der damaligen Zeit bediente sich nämlich sehr aggressiver Methoden, die Hahnemann aufs Heftigste widerstrebten. So war es damals üblich, bei Kranken Aderlässe vorzunehmen, an denen sie zum Teil verbluteten. Auch Darmspülungen und die Verabreichung schädigender Medikamente, die schwere Nebenwirkungen mit sich brachten, zählten zu den gängigen medizinischen Methoden. Hahnemann betrachtete es demgegenüber als wesentlich sinnvoller, auf eine **gesunde Ernährung und Lebensführung** zu achten und die zu seiner Zeit noch mangelnde **Hygiene** zu verbessern.

Enttäuscht von dem Beruf als Arzt, gab er diese Tätigkeit auf und verdiente den Lebensunterhalt für sich und seine große Familie – er hatte immerhin elf Kinder – als Übersetzer wissenschaftlicher Schriften. Dadurch erwarb er sich große Kenntnisse auf den Gebieten der Medizin, der Chemie und der **Arzneimittellehre**. Durch einen Zufall stieß er dabei auf seine wichtigste Entdeckung: die Homöopathie.

## ➤ Wie entdeckte Hahnemann die Homöopathie?

Im Jahre 1790 übersetzte Hahnemann ein Arzneimittellehrbuch des englischen Arztes Dr. William Cullen ins Deutsche. Im Laufe seiner Arbeit stieß er auf einen Abschnitt über die Chinarinde, der ihn in großes Erstaunen versetzte. Cullen behauptete nämlich, dass die Rinde des Chinabaumes adstringierend - die Schleimhäute zusammenziehend - wirke und sich deshalb besonders gut zur Behandlung von Malaria eigne. Die Malaria war zu Hahnemanns Zeit eine häufige Krankheit, die wegen der damals noch ausgedehnten Sumpfgebiete auch in Deutschland grassierte. Hahnemann wunderte sich über diese These vor allem deshalb, weil ihm als Arzt und Chemiker weitaus stärkere Adstringenzien bekannt waren, die sich jedoch keineswegs für den Einsatz bei Malaria eigneten. Er beschloss deshalb, der Sache auf den Grund zu gehen und die Wirkung der Chinarinde an sich selbst zu testen. Durch die Einnahme stellten sich sämtliche Symptome einer Malaria bei ihm ein, obwohl er nicht daran erkrankt war.

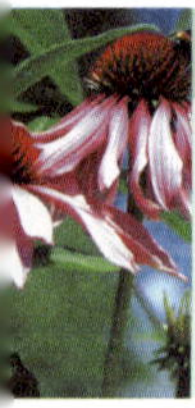

### Hahnemanns Selbstversuch mit der Chinarinde

Um die Wirkung der Chinarinde zu testen, nahm Hahnemann einige Tage lang eine kleine Menge Chinarinde ein. Die Folge seines Selbstversuchs war, dass sich bei ihm all jene Symptome entwickelten, die typischerweise im Zusammenhang mit einer Malaria auftreten, obwohl er nicht an dieser Erkrankung litt. Die Krankheitszeichen klangen ab, sobald er die Einnahme stoppte, und kehrten wieder, wenn er eine erneute Dosis einnahm. Er zog daraus den Schluss, dass ein Arzneimittel, das die Symptome des Wechselfiebers hervorrufen könne, auch in der Lage sein müsse, dieses zu heilen.

Um dieses Phänomen weiterzuverfolgen, prüfte Hahnemann die Chinarinde auch innerhalb seines Familien- und Freundeskreises und schrieb die Reaktionen der Versuchspersonen akribisch genau auf.

## ➤ Was ist eine Arzneimittelprüfung?

Der Selbstversuch Hahnemanns mit der Chinarinde kann als die erste homöopathische Arzneimittelprüfung bezeichnet werden. Die Arzneimittelprüfungen bilden die Grundlage des homöopathischen **Arzneimittelschatzes**.

Angeregt von seinem ersten Selbstversuch, begann Hahnemann auch andere gebräuchliche Substanzen, wie zum Beispiel die Tollkirsche (Atropa belladonna), Arsenicum album (Arsenik), Sulfur (Schwefel) oder Mercurius (Quecksilber) **am gesunden Menschen** zu testen. Er stellte fest, dass jede dieser Substanzen ganz charakteristische, ihr eigene Symptome hervorzurufen vermochte. Diese Prüfungen fanden unter sehr strengen – heute würde man

sagen: standardisierten – Bedingungen statt. So achtete Hahnemann beispielsweise darauf, dass die Versuchspersonen nichts zu sich nahmen, was die Ergebnisse hätte verfälschen können.
In der Folgezeit prüften auch Hahnemanns Nachfolger eine Vielzahl von Substanzen auf die gleiche Weise. So konnte eine beträchtliche Anzahl von Pflanzen und anderen in der Natur vorkommenden Stoffen auf ihre Wirkungen am Gesunden getestet werden. Alle Symptome, die bei den Versuchspersonen auftraten, wurden bei den Arzneimittelprüfungen stets aufs Genaueste festgehalten und dokumentiert.

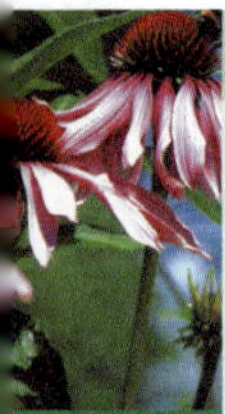

### Eine »Arzneimittelprüfung« in der Küche

Wenn Sie in eine Küchenzwiebel beißen, beginnt die Nase zu beißen, zu brennen und sondert viel wässriges Sekret ab, auch die Augen brennen und tränen heftig. Diese Symptome entsprechen dem Arzneimittelbild von Allium cepa, der Küchenzwiebel. In homöopathischer Zubereitung findet sie Anwendung bei Schnupfen.

## ➤ Was ist ein Arzneimittelbild?

Hahnemann bezeichnete die **Summe aller Symptome**, die im Rahmen einer Arzneimittelprüfung am gesunden Menschen zu beobachten waren, als Arzneimittelbild der jeweiligen geprüften Substanz. Einige der Erscheinungen traten bei nahezu allen Personen auf, denen das Arzneimittel verabreicht wurde. Hahnemann nannte sie deshalb die **Schlüssel- oder Leitsymptome** des geprüften Stoffes. Andere wiederum waren häufig, aber nicht bei allen Personen zu beobachten und wieder andere ganz selten, oft nur ein einziges Mal.

### Die Hierarchie der Symptome

Das Arzneimittelbild eines Homöopathikums umfasst die Summe seiner Symptome, die es in unverdünnter Gabe beim Gesunden hervorruft. Weil auch Gesunde unterschiedlich darauf reagieren, hierarchisierte Hahnemann diese Symptome deshalb in

- Symptome ersten Grades (Leit- oder Schlüsselsymptome),
- Symptome zweiten Grades (relativ häufig auftretende Symptome) und
- Symptome dritten Grades (sehr selten zu beobachtende Symptome).

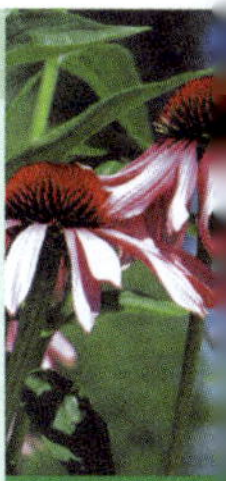

## ➤ Erprobte Hahnemann seine Arzneimittel auch an Kranken?

Von den Ergebnissen seiner insgesamt sechs Jahre umfassenden Arzneimittelprüfungen ausgehend, wagte Hahnemann schließlich den entscheidenden Schritt: Er begann damit, seine Mittel auch bei Kranken einzusetzen, wobei aber noch keineswegs klar war, ob die Mittel nun wirken würden.

Bevor er ein Mittel verabreichte, untersuchte Hahnemann den Erkrankten sorgfältig, befragte ihn aufs Genaueste nach seinen Beschwerden, nach seiner seelischen Verfassung und den Umständen, unter denen sich sein Leiden besserte oder verschlimmerte. Daraus ergab sich für ihn das **individuelle Krankheitsbild** des Betroffenen. Daraufhin verschrieb er diejenige Substanz, deren Arzneimittelbild bei der Prüfung am Gesunden dem Krankheitsbild des Patienten möglichst ähnlich war. Dabei stellte er fest, je ähnlicher sich Krankheitsbild und Arzneimittelbild waren, umso größer war der Behandlungserfolg. Damit bewahrheitete sich seine auf dem Chinarinden-Versuch beruhende Vermutung, dass Ähnliches durch Ähnliches geheilt werden könne.

Die Wirksamkeit der Homöopathie konnte Hahnemann im Jahre 1831 unter Beweis stellen. Damals suchte nämlich eine **Choleraepidemie** Zentraleuropa heim. Während unter der herkömmlichen Behandlung nach wie vor viele Menschen starben, genasen unter der **homöopathischen Therapie** Hahnemanns überraschend viele. Das Mittel, das Hahnemann damals am häufigsten einsetzen musste, war **Camphora** (Campher).

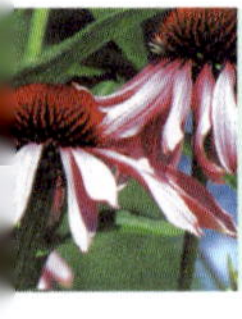

Je höher die Übereinstimmung zwischen dem Symptomenbild des Kranken und dem Arzneimittelbild des Homöopathikums ist, umso größer ist der zu erwartende Behandlungserfolg.

## ➤ Was ist das »Organon der Heilkunst«?

Das »Organon der Heilkunst« ist das wichtigste Werk Hahnemanns, das er im Jahre 1810 publizierte. In diesem ersten Lehrbuch der Homöopathie beschrieb er alle während seines ärztlichen Wirkens gewonnenen Erkenntnisse.
»Wähle, um sanft, schnell, gewiss und dauerhaft zu heilen, in jedem Falle eine Arznei, welche ein ähnliches Leiden erregen kann als sie heilen soll« – so lautete seine Botschaft. Damit prägte Hahnemann den Begriff des »Simile«, des »Ähnlichen«.

## ➤ Was ist unter »Miasma« zu verstehen?

Das Wort »Miasma« kommt aus dem Griechischen und bedeutet so viel wie **»Verunreinigung«**. Die Homöopathie versteht unter Miasma eine ererbte grundlegende Störung des Organismus, die hervorgerufen ist durch Erkrankungen, an denen Vorfahren vorangegangener Generationen des Kranken schon gelitten haben.
Hahnemann entdeckte diese gesundheitliche Schwäche an Menschen, die für bestimmte Krankheiten, etwa der Atemwege, der Haut oder der Geschlechtsorgane, ganz besonders anfällig waren und trotz aller Heilversuche eigentlich nie richtig gesund wurden. Er schloss daraus, dass diese Menschen unter einer tief sitzenden ererbten Störung leiden müssten, welche letztlich oft auch die Wirkung der heilenden Arznei blockierte.

## ➤ Wie hat sich die Homöopathie nach Hahnemann weiterentwickelt?

Die Grundsätze Hahnemanns gelten auch heute noch in weitgehend unveränderter Weise. Viele seiner Anhänger und Schüler führten jedoch sein Werk fort und versuchten es zu erweitern und zu vervollständigen.

Während des 19. Jahrhunderts fand die Hahnemann´sche Lehre rasche Verbreitung in Europa, aber auch in Amerika und Asien. Bedeutende Homöopathen der Zeit nach Hahnemann waren **Constantine Hering** und **James Tyler Kent**. Beide waren ursprünglich Gegner der Hahnemann´schen Lehre, wurden aber durch ein **Schlüsselerlebnis**, nämlich die Erfahrung der homöopathischen Arznei am eigenen Leibe, zu überzeugten Vertretern dieser Heilmethode. Sie ergänzten Hahnemanns Arzneimittelprüfungen und erweiterten so den homöopathischen Arzneimittelschatz.

Hering schuf beispielsweise eine umfangreiche so genannte **Materia medica**, in der alle homöopathischen Mittel und ihre Arzneimittelbilder aufs Ausführlichste beschrieben sind. Er charakterisierte mit seiner **»Heringschen Regel«** die Zeichen, nach denen eine erfolgreiche homöopathische Behandlung verlaufen muss. Ihr zufolge müssen Krankheitssymptome in einer bestimmten Reihenfolge verschwinden, und zwar körperlich gesehen von **oben nach unten**, das heißt vom Kopf in Richtung Füße, von **innen nach außen**, also von wichtigen inneren Organen in Richtung Körperoberfläche, oder in der Reihenfolge, **in der sie entstanden sind**.

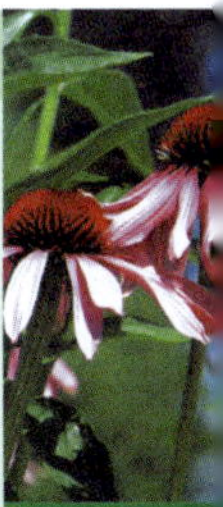

### Die »Heringsche Regel«

Wenn Sie an einem Hautausschlag in der Halsregion leiden und dieser sich während der homöopathischen Behandlung zum Beispiel in Richtung Bauch oder Beine verlagert, so ist dies der Heringschen Regel entsprechend der Ausdruck einer beginnenden Heilung.
Verschwinden Migräneanfälle nach der Einnahme eines Homöopathikums und tritt stattdessen ein Ausscheidungsvorgang wie Schweißsekretion oder verstärktes Wasserlassen auf, so ist dies gleichfalls als günstiges Zeichen zu werten.
Haben sich rheumatische Beschwerden im Gefolge von Magen-Darm-Störungen entwickelt, müssen sich während der Behandlung als Erstes die Gelenkschmerzen bessern. Wenn vorübergehend die Verdauungsstörungen wiederkehren und sich dann gleichfalls bessern, so ist dies im Sinne der Heringschen Regel ein Zeichen des Heilungsprozesses.

James Tyler Kent beobachtete, dass bestimmte Menschen mit ähnlichem körperlichem Erscheinungsbild oder ähnlicher Persönlichkeitsstruktur oft zu ähnlichen Krankheiten neigen. Diese Menschen benötigen im Erkrankungsfall dann oft auch die gleichen homöopathischen Arzneien. Dies führte ihn zu der Lehre von den so genannten **Konstitutionstypen**. Kents Arbeit ist ferner ein umfangreiches Nachschlagewerk zu verdanken, in dem eine Vielzahl an Krankheitssymptomen und die dafür infrage kommenden Arzneien einander zugeordnet sind. Dieses so genannte **Repertorium** dient dem Homöopathen auch heute noch als wichtige Hilfe bei der Suche nach der passenden homöopathischen Arznei.

## ➤ Was bedeutet klassische Homöopathie?

Die Lehre Hahnemanns ist die Grundlage der so genannten klassischen Homöopathie. Sie behandelt nach dem Grundsatz, immer nur **ein einziges** homöopathisches Arzneimittel zu verabreichen, und arbeitet dabei in aller Regel mit **höheren Potenzierungen** (was eine homöopathische Potenz ist, erfahren Sie im nächsten Kapitel). Der klassische Homöopath gleicht gewissermaßen einem Scharfschützen, der nur einen einzigen Schuss zur Verfügung hat und bei seiner Verordnung deshalb sehr treffsicher sein muss.

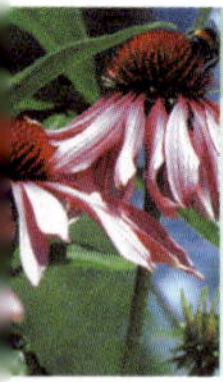

### Wissen und Erfahrung

Die klassische Homöopathie ist eine Kunst, deren Ausübung eines umfangreichen Spezialwissens, wie hinreichende Kenntnisse der verschiedenen homöopathischen Arzneien und ihrer Wirkungsweise, sowie einer großen Erfahrung bedarf.

## ➤ Was ist die Komplexhomöopathie?

Die Komplexhomöopathie hat sich aus der klassischen Homöopathie entwickelt. Sie wendet aber nicht nur ein Mittel an, sondern **Gemische** aus mehreren homöopathischen Arzneien. Sie werden **indikationsbezogen** (das heißt bei einer bestimmten Erkrankung angezeigt) eingesetzt und erfordern nicht die mühsame Suche nach einem Einzelmittel. Die Komplexhomöopathie ist im Gegensatz zur klassischen Homöopathie nicht auf einen einzigen richtigen »Schuss« angewiesen, sondern zielt wie eine Schrotflinte breit gestreut auf ihr Ziel.

### ➤ Von wem wurde die Komplexhomöopathie erfunden?

Entwickelt hat sich die Komplexhomöopathie aus der jahrelangen Arbeit erfahrener Homöopathen, wie zum Beispiel von Pastor **Emanuel Felke**. Er war ein Anhänger von Hahnemanns Lehre, begann aber bald **Rezepturen fixer homöopathischer Kombinationen** zu entwickeln. Es hatte sich nämlich gezeigt, dass bei bestimmten Krankheiten gewisse Homöopathika besonders häufig infrage kamen und bestimmte Kombinationen sehr gut zusammenwirkten. Sie vermochten sich in ihren Effekten zu ergänzen oder sogar zu verstärken. So finden sich in einem Komplexmittel meistens auch Homöopathika, die auf ganz verschiedene, aber für den jeweiligen Heilungsprozess bedeutsame **Organsysteme** wirken. Deshalb ist bei der Zusammenstellung der homöopathischen Kombinationen neben einer genauen Kenntnis der Arzneien auch das Wissen um die Beschaffenheit des menschlichen Körpers, der Stoffwechselvorgänge und der jeweiligen Erkrankungen notwendig.

## ➤ Wann ist der Einsatz von Komplexhomöopathika sinnvoll?

Viele Ärzte, Heilpraktiker und Apotheker befassten sich später mit der Entwicklung von Komplexhomöopathika. Bekannte Namen sind in diesem Zusammenhang beispielsweise **Magdalene Madaus**, die das System der Oligoplexe entwickelte, oder der Apotheker **Pascoe**. Komplexmittel gibt es heute in fester Zusammenstellung in jeder Apotheke zu kaufen.
Die meisten klassischen Homöopathen lehnen allerdings die indikationsbezogene Komplexhomöopathie ab, weil sie in ihren Augen nichts mehr mit der Hahnemann´schen Lehre zu tun hat. Doch selbst Hahnemann stellte im Laufe seiner ärztlichen Praxis fest, dass in hartnäckigen oder komplizierten Krankheitsfällen gelegentlich die Verordnung eines **»Doppelmittels«** der sicherere Weg sein konnte.

## ➤ Was ist unter Spagyrik zu verstehen?

Die Spagyrik gründet auf der Lehre des Paracelsus. Spagyrische Arzneien werden **nach den Prinzipien der Alchimie** hergestellt: **»Solve et coagula«**, was so viel bedeutet wie »löse und vereine«. Durch diese besondere Art der Zubereitung – bei Pflanzen wird dies zum Beispiel durch Gärung erreicht, andere Stoffe lässt man zu Asche werden – sollen aus dem Naturstoff die wirksamen Bestandteile, die **Essenzen**, herausgefiltert werden.

Auch die Spagyrik arbeitet mit Verdünnungen. Sie setzt dabei ähnlich wie die klassische Homöopathie sowohl Einzelmittel oder wie die Komplexhomöopathie auch mit Kombinationen verschiedener Arzneien ein.

### Die verschiedenen Richtungen der Homöopathie im Überblick

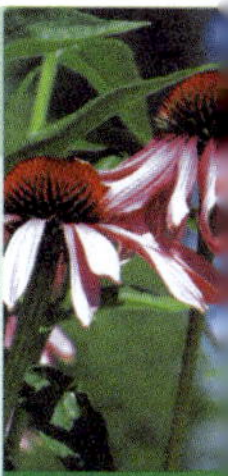

- **Klassische Homöopathie:** Sie richtet sich ganz individuell nach dem Symptomenbild des Erkrankten und setzt immer nur ein einziges Mittel ein, meist als Hochpotenz. Sie erfordert ein großes Spezialwissen und oftmals einen hohen Zeitaufwand.
- **Komplexhomöopathie:** Sie setzt Kombinationen verschiedener Homöopathika ein, von denen die Erfahrung gezeigt hat, dass sie gut zusammenwirken und sich in ihrer Wirkung ergänzen. Sie werden, ähnlich wie andere Arzneimittel auch, indikationsbezogen (bei bestimmten Erkrankungen angezeigt) angewandt. In aller Regel werden tiefe Potenzen gewählt. Komplexmittel gibt es als fertige Kombinationen in der Apotheke zu kaufen.
- **Spagyrik:** Sie arbeitet sowohl mit Kombinationen als auch mit Einzelmitteln. Die spagyrischen Mittel zeichnen sich jedoch durch eine besondere Zubereitung aus, bei der durch Veränderung des Ausgangsstoffes dessen »Essenz« gewonnen wird.

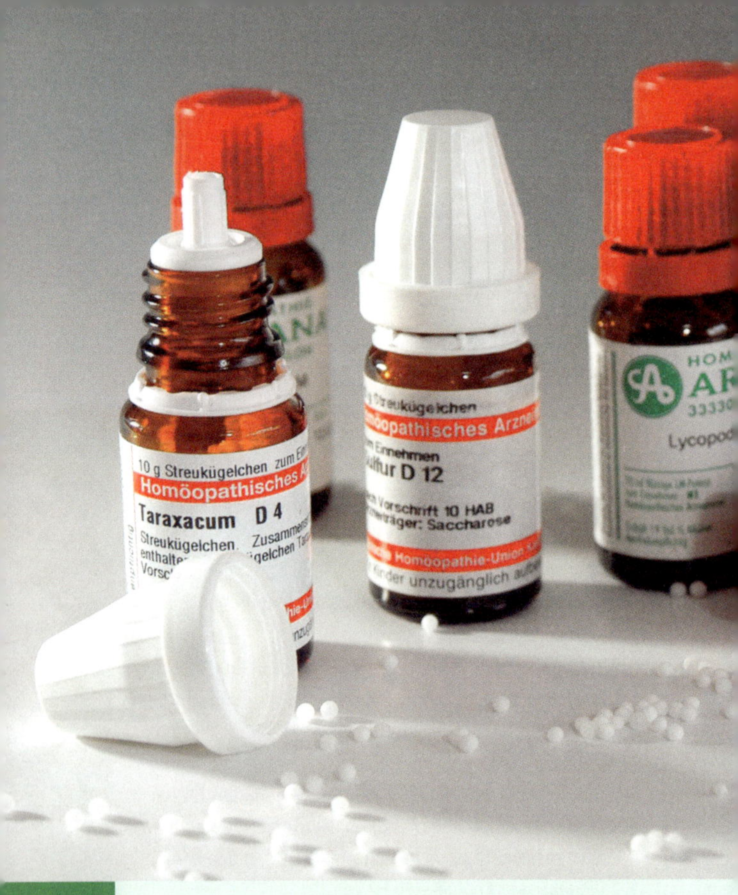


# Die homöopathischen Arzneimittel

Homöopathische Arzneimittel unterscheiden sich in jeder Hinsicht von herkömmlichen Heilmitteln. Sie werden in einer ganz anderen Weise hergestellt und in starken Verdünnungen beziehungsweise Potenzierungen angewandt, wobei der Grundsatz gilt: Je höher die Verdünnung, umso kraftvoller ist paradoxerweise die Heilwirkung. Inzwischen kennt die Homöopathie etwa **2000 Stoffe aus der Natur**, die bei der Zubereitung homöopathischer Arzneien Anwendung finden.

## ➤ Woraus bestehen homöopathische Arzneien?

Homöopathika werden aus Naturstoffen hergestellt. Ausgangssubstanzen können **Pflanzen, Metalle, Mineralstoffe** und **tierische Materialien** sein.

Unter den **pflanzlichen Stoffen** reicht die Spannbreite dabei von Heilkräutern wie Thymian (Thymus), Johanniskraut (Hypericum), der Küchenzwiebel (Allium cepa) oder Brennnessel (Urtica urens) bis hin zu teils stark giftigen Pflanzen wie dem Blauen Eisenhut (Aconitum), der Tollkirsche (Belladonna) oder dem gefleckten Schierling (Conium maculatum). Auch Pilze, beispielsweise der Fliegenpilz (Agaricus muscarius), finden bei der Herstellung homöopathischer Mittel Anwendung.

Eine weitere große Gruppe stellen die **Mineralstoffe** dar. Dazu gehören unter anderem die Calcium-, Magnesium- oder Kaliumsalze, Schwefel (Sulfur) und Phosphor (Phosphorus).

Auch alle bekannten **Metalle** können der Fertigung homöopathischer Arzneien dienen. Dabei werden sowohl Edelmetalle wie Gold (Aurum), Silber (Argentum) oder Platin (Platinum) genutzt als auch metallische Gifte. Zu den Letzteren gehören Arsenik (Arsenicum album) oder Mercurius (Quecksilber).
Unter den **Ausgangsstoffen tierischen Ursprungs** gibt es zwei große Gruppen: die Schlangen- und die Spinnengifte. Unter den **Schlangenmitteln** sind die bekanntesten Lachesis muta (Buschmeisterschlange), Crotalus horridus (Klapperschlange) und Vipera berus (Kreuzotter). Zu den **Spinnengiften** zählen beispielsweise Tarentula hispanica (spanische Tarantel) oder Latrodectus mactans (Schwarze Witwe).
Auch aus Insekten, wie zum Beispiel der Honigbiene (Apis mellifica), der Wespe (Vespa crabro) oder der Ameise (Formica rufa), können wirksame Homöopathika gewonnen werden.

## ➤ Können Homöopathika aus giftigen Stoffen nicht gefährlich sein?

Die **Ursubstanz** homöopathischer Arzneien kann zwar giftig sein, doch, wie bereits erwähnt, werden Homöopathika bei ihrem Herstellungsprozess so stark verdünnt, dass sie zumindest in höheren Potenzen nichts mehr von der Ausgangssubstanz enthalten. Schon eine Verdünnung von sechs Zehnerschritten (jeweils im Verhältnis 1 : 10) bedeutet, dass die Zahl der Moleküle **auf den millionsten Teil herabgesetzt**

ist. 30 bis 60 solcher Verdünnungsschritte würden dazu führen, dass ein ganzer Ozean dieser Lösung kein einziges Molekül der Ausgangssubstanz mehr enthielte.
Sehr giftige Stoffe wie zum Beispiel Aconitum, ein Mittel, das häufig bei fieberhaften Infekten angezeigt ist, dürfen deshalb nicht in zu niedrigen Potenzstufen eingenommen werden. Sie werden meist erst ab einer D4 oder D6 angewandt.

## ➤ Was bedeutet genau Potenzierung?

Homöopathische Arzneimittel werden auf eine ganz spezielle Art zubereitet, die als Potenzierung bezeichnet wird. Das bedeutet so viel wie Kraftentfaltung oder Dynamisierung einer Substanz.
Diese entscheidende Entdeckung machte Samuel Hahnemann während seiner Arzneimittelprüfungen, die im vorangehenden Kapitel beschrieben wurden.
Um auch hoch giftige Stoffe gefahrlos anwenden zu können, musste er nämlich seine Arzneimittel, die er am gesunden Menschen testete, oft stark verdünnen, denn er wollte schließlich bei seinen freiwilligen Versuchspersonen keine schädigenden Nebenwirkungen hervorrufen. Dabei stellte er fest, dass die Mittel umso besser und rascher wirkten, je stärker sie verdünnt waren. Und sie wirkten noch kraftvoller, wenn sie vorher **verschüttelt** wurden. Diesen Vorgang nannte er Potenzierung.

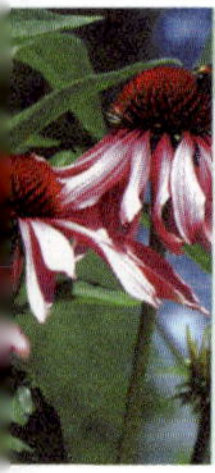

**Potenzierung – Kraftentfaltung durch Verdünnung**

Die Potenzierung eines homöopathischen Arzneimittels ist ein schrittweiser Verdünnungsvorgang, bei dem die Ausgangssubstanz mit einem wirkungsfreien Lösungsmittel in einem bestimmten Verhältnis verschüttelt oder verrieben wird.

### ➤ Wie entstehen homöopathische Potenzen?

Die Herstellung homöopathischer Arzneien erfordert eine sehr große Genauigkeit. Als Erstes entsteht die Urtinktur. Bei löslichen Substanzen beispielsweise pflanzlichen Ursprungs kann dies der frische Presssaft einer Pflanze oder bestimmter Pflanzenteile sein aber auch ein alkoholischer Extrakt (Auszug).

Handelt es sich um nichtlösliche Stoffe wie zum Beispiel Metalle oder Calciumcarbonat, so werden diese fein zerstoßen und zerrieben, in Alkohol gelöst und anschließend genauso weiterverarbeitet wie ein Pflanzenextrakt.

Die Homöopathie bedient sich verschiedener **Skalen** zur Potenzierung der Urtinktur, die auf den ersten Blick vielleicht ein wenig verwirrend erscheinen mögen. Die **Verdünnungsstufe** einer homöopathischen Arznei wird dabei durch einen hinter dem Namen des Mittels stehenden Buchstaben (D, C, M und LM) sowie eine anschließende Zahl gekennzeichnet, beispielsweise Arnica D2.

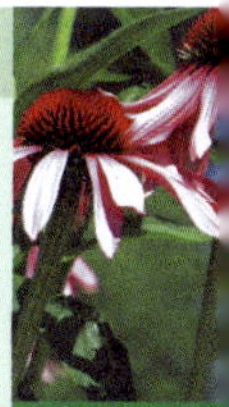

## Was bedeuten die Verdünnungen?

Der Buchstabe D, C, M oder LM drückt aus, in welchem Verhältnis der Arzneistoff verdünnt ist. Der nachgestellte Buchstabe bezeichnet, wie oft die Arznei in diesem Verhältnis weiterverdünnt und verschüttelt wurde. Lachesis C30 bedeutet demzufolge, dass die Urtinktur des Schlangengifts 30-mal im Verhältnis 1 : 100 verdünnt und verschüttelt wurde.

Eine **D-Potenz** (D = dezimal, entstammt dem Lateinischen und bedeutet zehn) entsteht folgendermaßen: Aus der Urtinktur wird zunächst eine zehnfache Verdünnung hergestellt, indem man einen Teil der Urtinktur mit neun Teilen Alkohol vermischt und anschließend verschüttelt. Dazu führt man mit der Hand mindestens zehn kräftige und rhythmische Schüttelschläge aus. Damit ist die Potenzstufe D1 entstanden. Um eine D2 zu erhalten, wird diese Lösung erneut im Verhältnis 1 : 10 verdünnt und wiederum verschüttelt. Damit ist schon eine 10 x 10 = 100fache Verdünnung erreicht. Dieser Vorgang kann beliebig oft wiederholt werden, bis die gewünschte **Potenzstufe** entstanden ist. Bei einer D4 ist die Substanz bereits 10 x 10 x 10 x 10 = 10.000fach verdünnt und bei einer D6 10 x 10 x 10 x 10 x 10 x 10 = 1.000.000fach usw. Die C-, M-, und LM-Potenzen entstehen im Prinzip auf die gleiche Weise, nur werden die Urtinkturen nicht jeweils zehnfach verdünnt, sondern 100fach (lateinisch C = 100, centesimal), 1000fach (lateinisch M = 1000, mille) oder 50.000fach (LM = 50.000).

Es ist leicht vorstellbar, dass in der Potenzierungsstufe C30, einer in der Homöopathie sehr häufig angewandten Potenz, die Ursubstanz so stark verdünnt ist, dass keine nachweisbare Materie des Ausgangsstoffes mehr in der Lösung enthalten ist.

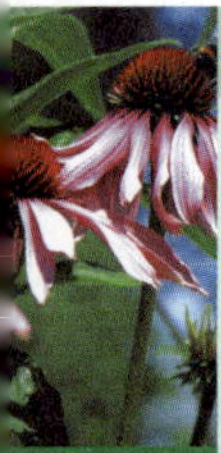

### So stark werden Homöopathika verdünnt

Um 1 g eines homöopathischen Arzneistoffs, beispielsweise Natrium chloratum (Kochsalz), zu verdünnen, wären folgende Mengen eines Lösungsmittels erforderlich:

| | |
|---|---|
| D4 | der Inhalt eines Wassereimers |
| D6 | eine Tanklastzugfüllung |
| D8 | der Inhalt eines mittelgroßen Teiches |
| D12 | der Inhalt des Bodensees |
| C30 | der Inhalt der Weltmeere |

### ➤ Können so stark verdünnte Stoffe überhaupt noch eine Wirkung hervorrufen?

Genau diese Frage wird von Kritikern der Homöopathie immer wieder verneint. Dass die Arzneien dennoch wirken, haben die zahlreichen, oft erstaunlichen **Behandlungserfolge** mit der Homöopathie jedoch gezeigt.

In einem homöopathischen Arzneimittel ist zwar nichts mehr von seiner Ausgangssubstanz nachzuweisen, doch man nimmt an, dass es immer noch deren **»Essenz«** oder die

»Erinnerung« an ihre ursprüngliche, grundlegende Beschaffenheit in sich birgt. Vergleichbar ist dies vielleicht mit einer Videoaufnahme. Einer Videokassette sehen Sie nicht an, was dort zu sehen ist, ob es sich beispielsweise um die Aufzeichnung eines Kriminalfilmes handelt, um eine Komödie oder um eine Fachdiskussion. Trotzdem gibt sie den Handlungsverlauf des aufgenommenen Filmes in seiner ursprünglichen Form wieder.

### Das Rätsel von der Wirkung ohne Wirkstoff beschäftigt die Forschung

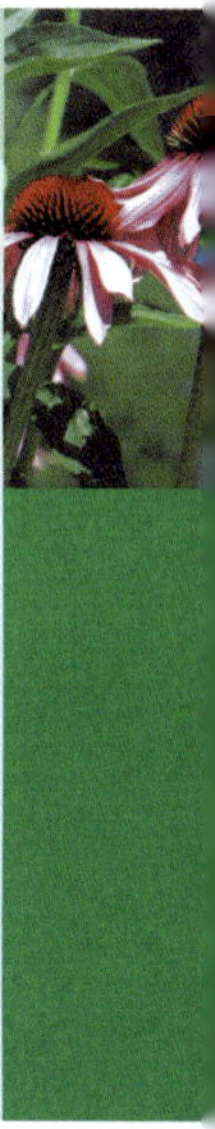

Inzwischen gibt es Ergebnisse aus der Forschung über das menschliche Immunsystem, die eine mögliche Erklärung für die Wirkung der Homöopathie liefern könnten. Bestimmte Abwehrzellen des Blutes reagieren beispielsweise, wenn sie mit speziellen Substanzen aus dem Blutserum eines anderen Menschen in Berührung kommen, mit der Bildung von Abwehrstoffen. Dies kann auch außerhalb des Körpers im Reagenzglas experimentell nachgewiesen werden.

Ein Forscherteam um J. Beneviste von der Universität Paris-Süd hat solch ein einwirkendes Serum dann fortschreitend immer wieder im Verhältnis 1 : 10 verdünnt. Dabei machte man eine erstaunliche Entdeckung: Mit abnehmender Konzentration des fremden Serums ging die Abwehrreaktion der Zellen zunächst erwartungsgemäß zurück. Bei weiteren Verdünnungsschritten stieg jedoch die Reaktion wieder an, nahm dann wieder ab, stieg erneut und so fort. Es ergab sich dabei ein nahezu periodisches Bild, bei dem etwa alle sechs bis neun Verdünnungsschritte eine maximale Reaktion zu verzeichnen war. Die Reaktion trat somit auch bei Verdünnungen ein, die denen homöopathischer Potenzierungen entsprachen und in denen kein einziges auslösendes Molekül mehr enthalten war.

## ➤ Welchen Einfluss haben die Potenzierungen auf die Wirkung einer homöopathischen Arznei?

Bei der homöopathischen Behandlung ist in erster Linie das Auffinden des richtigen Mittels wichtig. Die Wahl der Potenz ist eher zweitrangig.

Im Allgemeinen empfehlen sich **niedrigere D-Potenzen (bis D12) bei leichteren akuten Krankheiten**, während die **Hochpotenzen (ab C30) eher bei schweren oder chronischen Erkrankungen** angezeigt sind. Denn je höher ein Homöopathikum potenziert ist, umso tiefgreifender ist seine Wirkung im Körper.

Der geschulte Homöopath setzt die verschiedenen verfügbaren Potenzen ganz gezielt ein, denn mit Art und Höhe der Potenz kann er individuell den einzelnen Krankheitsfall noch wirkungsvoller beeinflussen. Welche Potenz zu wählen ist, kann von Fall zu Fall variieren und hängt ganz entscheidend vom **Allgemeinzustand** und von der **Lebenskraft** des Betroffenen ab. Dies zu beurteilen ist in einigen Fällen nicht ganz einfach und erfordert medizinisches Wissen.

### ➤ In welchen Darreichungsformen gibt es homöopathische Arzneien?

Homöopathika gibt es meist als Tropfen, Tabletten oder Globuli. Globuli sind kleine Kügelchen aus Milchzucker, die mit der homöopathisch zubereiteten Arznei benetzt sind. Sie sind sozusagen die Träger des homöopathischen Arzneistoffes.
Unter den verschiedenen Darreichungsformen sind die Globuli am beliebtesten und auch am praktischsten. Sie können ohne Bedenken auch Kleinkindern verabreicht werden.
Tropfen enthalten meistens Alkohol und sollten deshalb bei Kleinkindern nicht angewandt werden. Auch bei Menschen, die ein Alkoholproblem haben, sind Tropfen nur mit äußerster Vorsicht einzusetzen.

#### Die Herstellung von Homöopathika unterliegt besonderen Vorschriften

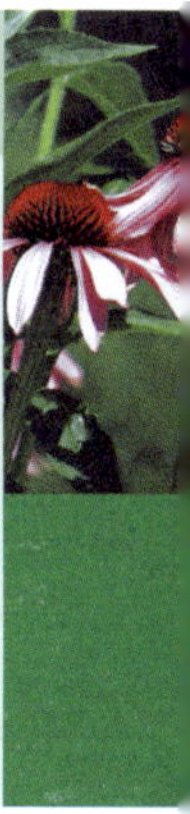

Wie alle anderen Medikamente unterliegen auch Homöopathika in den meisten Ländern Europas dem jeweils geltenden **Arzneimittelgesetz**. Sie werden nach den Vorschriften des **Homöopathischen Arzneibuches** (HAB) hergestellt.
Homöopathika sind **apothekenpflichtig**, das heißt, sie dürfen ausschließlich in Apotheken verkauft werden, nicht aber in Supermärkten oder Reformhäusern, wie es etwa bei den so genannten Nahrungsergänzungsmitteln (Vitamine, Mineralstoffe etc.) der Fall ist. Einige Mittel, die aus sehr giftigen Stoffen hergestellt werden, wie zum Beispiel Aconitum oder

Arsenicum album, sind darüber hinaus in Deutschland in sehr tiefen Potenzen (bis zur D3) nur auf Rezept zu erhalten.
Manche Homöopathika werden aus Rauschmitteln hergestellt, wie zum Beispiel Opium oder Cannabis indica. Diese Arzneien unterliegen in Tiefpotenzen ebenso wie ihre Ursubstanzen dem jeweils in den verschiedenen Ländern herrschenden Betäubungsmittelgesetz und dürfen deswegen nur auf Betäubungsmittelrezept abgegeben werden.

## ➤ Welche Bezugsquellen gibt es für homöopathische Arzneimittel?

Homöopathische Arzneien können Sie in der **Apotheke** kaufen. Einige Apotheken haben diese beliebten Arzneimittel heute ebenso wie andere Medikamente in ihrem Sortiment, zumindest in niedrigen Potenzen.
Bei **Einzelmitteln**, vor allem in Hochpotenzen, kann es oft geschehen, dass Ihr Apotheker sie nicht vorrätig hat. Sie können das entsprechende Mittel aber in der gewünschten Potenzierung auch bei den großen **Herstellern** von Homöopathika über die Apotheke bestellen lassen. Im Allgemeinen erhalten Sie das Mittel dann innerhalb von ein bis zwei Tagen.
Die meisten **Komplexhomöopathika** gibt es als Fertigpräparate in der Apotheke. Etliche große Arzneimittelfirmen haben Komplexhomöopathika in ihrem Angebot, manche haben sich sogar auf die Produktion homöopathischer Kombinationen spezialisiert.

## ➤ Hat die Art der Aufbewahrung einen Einfluss auf die Wirksamkeit eines Homöopathikums?

Homöopathika behalten ihre Wirksamkeit über lange Zeiträume, in aller Regel einige Jahre und mehr, sofern sie richtig aufbewahrt werden. Aufgrund ihrer besonderen Zubereitung sind sie nämlich sehr empfindlich gegenüber äußeren Einflüssen. Sie sollten daher Ihre Mittel möglichst an einem kühlen, vor allem dunklen Ort aufbewahren. Keinesfalls sollten sie in der Nähe von ätherischen Ölen oder Parfums aufbewahrt werden. Vor allem dürfen sie **nicht gemeinsam mit campherhaltigen Zubereitungen** gelagert werden. Campher ist vielfach enthalten in Salben, die zur Linderung von Husten und Bronchitis eingerieben werden. Sogar einige Produkte von Lippenpomade können mitunter Campher enthalten. Dieser Arzneistoff hebt die Wirksamkeit homöopathischer Mittel auf.

Auch auf Flugreisen kann die Wirksamkeit homöopathischer Arzneien gefährdet sein. Man nimmt nämlich an, dass die Höhenstrahlung, der man auf Fernreisen ausgesetzt ist, Homöopathika in ihrer Wirkkraft beeinträchtigt. Wenn Sie also Homöopathika auf Flugreisen mitnehmen, sollten Sie Ihre Mittel in einem strahlungssicheren Beutel aufbewahren.

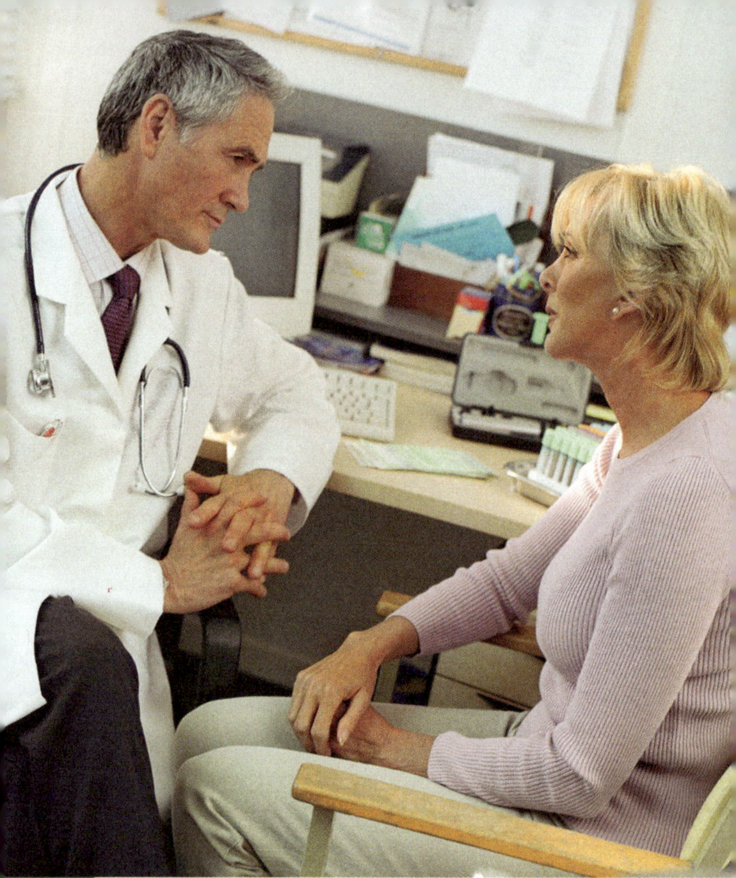

# Die homöopathische Behandlung

Wohl kaum eine andere Therapierichtung beschäftigt sich in solch umfassender Weise mit der **individuellen Situation** eines kranken Menschen wie die Homöopathie. Der Homöopath muss im Rahmen seiner Behandlung ein möglichst **komplexes Bild** über den Gesamtzustand eines Kranken gewinnen, um ein Homöopathikum auswählen zu können, dessen **Arzneimittelbild** genau diesen Zeichen entspricht. Er muss das Simile (das »Ähnliche«) für seinen Patienten finden, denn nur dieses wird in der Lage sein, den Zustand wirklich zu heilen. Das erfordert vor allem Zeit.

## ➤ Was geschieht beim ersten Besuch beim Homöopathen?

Wenn Sie erstmals einen Homöopathen aufsuchen, wird er sich zunächst einen Eindruck darüber verschaffen, ob es sich bei Ihren Beschwerden um eine akute Erkrankung handelt, die einer sofortigen Behandlung bedarf.

**Akute** Krankheiten, wie zum Beispiel eine fieberhafte Grippe, weisen in aller Regel recht heftige und prägnante Symptome auf. Die Suche nach dem richtigen Arzneimittel ist hier in den meisten Fällen verhältnismäßig einfach, denn schon die **Leitsymptome** der Erkrankung führen den Homöopathen meist rasch auf die richtige Spur. Kommt er jedoch zu dem Schluss, dass es sich um ein **chronisches**, schon seit längerem bestehendes Leiden handelt, so wird er meist einen neuen Termin für ein **längeres** Gespräch mit Ihnen vereinbaren.

## ➤ Was ist eine homöopathische Anamnese?

Die homöopathische Anamnese bildet - gemeinsam mit einer sehr genauen körperlichen Untersuchung - die **Grundlage der Behandlung**. Mit ihrer Hilfe versucht der Homöopath, das für den Patienten infrage kommende Simile zu finden, das homöopathische Arzneimittel, das, in großer Dosis verabreicht, genau diejenigen Symptome hervorrufen würde, unter denen der Kranke gerade leidet. Die wichtigste Voraussetzung ist dabei, dass der Homöopath Folgendes erkennt: **Wie** ist der Betroffene, **welche Symptome** ruft seine Erkrankung bei ihm hervor und **wie reagiert er** körperlich und emotional darauf?

Bei der homöopathischen Anamnese ist es von besonderer Bedeutung, offen gegenüber dem behandelnden Arzt oder Heilpraktiker zu sein. Deshalb spielt das **Vertrauensverhältnis** hier eine sehr große Rolle. Je besser es ist, umso größer ist die Chance für den Arzt, das richtige Arzneimittel zu finden.

## ➤ Warum dauert dieses Gespräch oft so lange?

Die homöopathische Anamnese umfasst einen Zeitraum von etwa ein bis drei Stunden. Bei akuten Erkrankungen ist sie - aus den oben bereits erwähnten Gründen - wesentlich kürzer.

Chronische Erkrankungen hingegen entwickeln sich allmählich und haben die Lebenskraft des Betroffenen bereits mehr oder weniger stark geschwächt. Sie stellen eine tiefer greifende Störung des gesundheitlichen Gleichgewichts dar und die Symptome sind vielfach unklar oder verwaschen. Die Auswahl des richtigen Mittels fällt hier meistens schwerer. Deshalb ist in aller Regel auch ein hoher Zeitaufwand bei der Erhebung der Anamnese notwendig.

Die homöopathische Anamnese bezieht in solchen Fällen neben der aktuellen Symptomatik auch die **Krankheitsentwicklung** sowie die Lebensgeschichte, die **Eigenheiten** und **Lebensweise** des Patienten ein. Das Ziel des Homöopathen ist es dabei, die **Konstitution** des Betroffenen zu erkennen, um das Homöopathikum zu finden, das wie der »Schlüssel zum Schloss« zur **Gesamtpersönlichkeit** des Kranken passt.

## ➤ Warum fragt der Homöopath oft nach Dingen, die vordergründig nichts mit der Erkrankung zu tun haben?

Während sich die herkömmliche Behandlung überwiegend auf die Diagnose und auf rein krankheitsbezogene Symptome konzentriert, sind bei der homöopathischen Anamnese **alle Signale** des Patienten wichtig, auch solche, die nicht unbedingt für die Krankheit typisch sind.

Der Homöopath wird deshalb nicht nur nach Krankheitserscheinungen und Beschwerden fragen, die im unmittelbaren Zusammenhang mit der aktuellen Erkrankung stehen, sondern immer auch nach Dingen, die scheinbar gar nichts mit der Erkrankung zu tun haben.

Gerade die für den jeweiligen Patienten **charakteristischen** Eigenheiten und Symptome weisen dem Homöopathen den

Weg, die richtige Arznei aufzufinden. Im Rahmen der Anamnese wird er deshalb immer versuchen, einen Eindruck von der **seelischen Verfassung** des Patienten zu gewinnen, er wird nach möglichen **Auslösern** der Erkrankung suchen, aber auch nach verborgenen **Ängsten, Träumen**, nach **Nahrungsmittelvorlieben oder -abneigungen** fragen.
Bei Schmerzen interessiert ihn nicht nur, wo sie lokalisiert sind, sondern wie der Betroffene sie empfindet und welche **Begleiterscheinungen** damit verbunden sind. Ebenso ist von Bedeutung, unter welchen Umständen sie sich verschlimmern oder bessern.
Alle diese Symptome lassen sich wie Mosaiksteinchen zu einem Bild zusammensetzen, aus dem die **Konstitution** des Betroffenen und damit das entsprechende homöopathische **Arzneimittelbild** zu erkennen sind. Dies gelingt dem Homöopathen mithilfe eines umfangreichen Nachschlagewerkes, dem so genannten Repertorium. Darin ist eine große Anzahl an Einzelsymptomen den jeweiligen homöopathischen Arzneien zugeordnet. Diese Arbeit erfordert unter Umständen erneut viele Stunden.

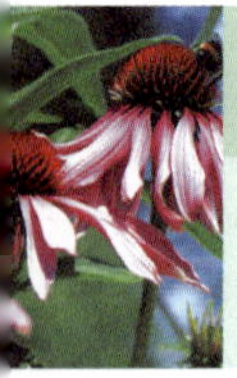

**Bei Schmerzen ist in der Homöopathie weniger das »Wo« als das »Wie« von Bedeutung**

Beispiel Migräne: Ist die Diagnose gesichert, wird die Migräne in der konventionellen Medizin mit Schmerzmitteln oder Arzneien behandelt, die die Durchblutung beeinflussen.

Betrachtet man die Migräne im Sinne der Homöopathie, wird man feststellen, dass sie sich bei den verschiedenen Menschen in vollkommen unterschiedlicher Weise ausdrücken kann. Allein die **Schmerzqualität** kann sich erheblich unterscheiden. Einige empfinden den Kopfschmerz als pulsierend, andere als stechend oder bohrend. Bei manchen Menschen ist die Migräne mit Lichtempfindlichkeit der Augen verbunden, so dass sie nur im abgedunkelten Zimmer ruhen können. Andere wiederum verspüren heftige Übelkeit oder erbrechen sogar. Wieder andere empfinden den Aufenthalt an der frischen Luft als erleichternd. All diese Symptome sind für den Homöopathen viel wichtiger als die Diagnose »Migräne«.

## ➤ Was ist unter Konstitution zu verstehen?

Die Konstitution eines Menschen umfasst alle ihm eigenen Besonderheiten, von seiner angeborenen Wesensstruktur bis hin zu allen im Laufe seines Lebens sich entwickelnden Eigenarten. Dazu gehört sein **Temperament**, beispielsweise, ob er impulsiv oder introvertiert ist, ob er die Geselligkeit liebt oder eher menschenscheu ist, ob er redselig oder schweigsam, schlampig oder pedantisch ist.

Wichtige Merkmale der Konstitution sind ferner die **Reaktionen auf Witterungseinflüsse**, denn auch darin unterscheiden sich die einzelnen Menschen. Manche bekommen beispielsweise Beschwerden bei nasskaltem Wetter, andere wiederum vertragen die Sonne nicht.

Ebenso bedeutend, weil unterschiedlich bei den einzelnen Menschen, sind die **Vorlieben für bestimmte Nahrungsmittel**, aber auch **Abneigungen** oder **Unverträglichkeiten**. Der eine kann beispielsweise auf Süßigkeiten kaum verzichten, einem anderen wird von Süßem übel, dafür isst er gerne pikante oder stark gewürzte Speisen. Manche Menschen vertragen keine Milch, anderen wiederum bekommt der Verzehr von Milchprodukten ausgesprochen gut oder hat sogar heilsame Effekte.

Ein weiteres Kennzeichen der Konstitution ist die Neigung zu bestimmten Erkrankungen und Beschwerden, aus denen sich die **Schwachstellen des Organismus** erkennen lassen. Manche Menschen neigen beispielsweise schon im Kindesalter immer wieder zu Erkrankungen der Atemwege. Andere wiederum haben häufig eitrige Mandeln, wieder andere ein anfälliges Verdauungs- oder Hormonsystem. All diese Beispiele ließen sich in beliebiger Reihe fortsetzen. Sie sind ebenso vielfältig wie die Eigenschaften, welche die Individualität der einzelnen Menschen ausmachen.

## ➤ Was bedeutet der Begriff »Modalitäten«?

Unter Modalitäten versteht man all diejenigen Umstände, unter denen sich Beschwerden **bessern** oder auch **verschlimmern**. Bei einem Hautausschlag beispielsweise verspüren einige Menschen durch den Kontakt mit Wasser eine Verschlimmerung, andere eine Linderung. Bei Schmerzen kann manchmal fester Druck Erleichterung verschaffen, in anderen Fällen sind die erkrankten Körperregionen hoch empfindlich und der Schmerz verstärkt sich bei der geringsten Berührung.

**Die Kenntnis der Modalitäten ist oft entscheidend für die Behandlung**

Die Modalitäten sind für den Homöopathen von besonders großer Bedeutung bei der Mittelsuche. Einige Homöopathika haben nämlich recht ähnliche Arzneimittelbilder und unterscheiden sich lediglich in ihren Modalitäten voneinander.

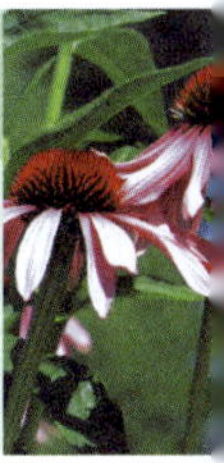

## ➤ Was ist ein Konstitutionsmittel?

Die Erfahrung hat gezeigt, dass es einige Mittel gibt, die für bestimmte Menschentypen besonders häufig als geeignete Arzneien infrage kommen. Dieses so genannte Konstitutionsmittel hat – natürlich nur bei dem passenden Typus – eine tief greifende Wirkung auf den ganzen Körper, aber auch auf die seelische Verfassung. Deshalb können mit dem Konstitutionsmittel oft auch völlig verschiedene Krankheiten bei dem gleichen Menschen behandelt werden.

Die Homöopathie kennt mehrere »große« Konstitutionsmittel. Dazu gehören etwa Sulfur, Arsenicum album, Nux vomica, Lycopodium, Phosphor, Sepia, Pulsatilla, Calcium carbonicum, Silicea, Natrium muriaticum (chloratum) oder Ignatia. Einige davon sind im Folgenden beschrieben.

## Calcium carbonicum (Calciumcarbonat)

wird aus dem Schalenkalk der Auster gewonnen. Es wirkt auf das vegetative Nervensystem und den Stoffwechsel und findet Anwendung bei Erkrankungen des Knochens und des Lymphsystems.

### ➤ *Der Calcium-carbonicum-Typ*

| | |
|---|---|
| Aussehen | Calcium-carbonicum-Menschen sind träge und neigen zur Fettleibigkeit. Sie sind meist hellhaarig, haben eine helle, pastöse Haut und kalte, feuchte Hände, aber oft brennende Fußsohlen. Ihr Kopf (an dem sie leicht schwitzen) ist im Verhältnis zum übrigen Körper relativ groß. |
| Persönlichkeitsmerkmale | Menschen dieses Typs besitzen ein eher ruhiges, schwerfälliges Temperament. Sie wirken stabil und gelassen, obwohl sie oft schüchtern, nachdenklich und sehr empfindsam sind. Sie fürchten sich vor Dunkelheit und machen sich um alles Sorgen. Ihre größte Angst ist es, die geistige Leistungskraft zu verlieren. |
| Nahrungsmittel | Sie mögen gerne schwer verdauliche Speisen, Eier, Süßes, aber auch Saures. Kaffee und Milchprodukte vertragen sie vielfach schlecht. |
| Schlüsselsymptome | Lymphstauungen, Kälteempfindlichkeit, Kopfschweiß, Verschlechterung aller Beschwerden bei Vollmond. |
| Modalitäten | Beschwerden verschlimmern sich bei feuchter Kälte, durch Schwitzen und bei Vollmond. |

## Sulfur (Schwefel)

ist ein Mineral, das in jeder Körperzelle vorkommt. Sulfur ist eines der bedeutendsten Homöopathika bei Hauterkrankungen und Durchfällen.

### ➤ *Der Sulfur-Typ*

**Aussehen**

Bei Sulfur-Menschen unterscheidet man zwei Typen: Der eine ist klein, mollig, mit roter Gesichtsfarbe und neigt zum Schwitzen. Der andere ist mager, schlaksig, hat eine gebeugte Körperhaltung und wirkt oft etwas zerstreut. Beide haben oft trockenes, kaum zu bändigendes Haar und neigen zu Hauterkrankungen. Sie können mitunter etwas schmuddelig wirken.

**Persönlichkeitsmerkmale**

Menschen, die dem Sulfur-Typ entsprechen, sind meist recht schlampig und neigen dazu, Chaos um sich zu verbreiten. Oft sind sie aber recht freundliche, großzügige Menschen, die voller Ideen stecken. Wenn sie sich Sorgen machen, dann weniger um sich selbst als um andere. Sie reagieren sehr empfindlich bei Kränkungen und Misserfolgen. Am wenigsten vertragen sie es, wenn sie verlegen werden. Häufig haben sie Höhenangst oder fürchten sich vor Unheil und Geistern. Sie brauchen viel frische Luft und körperliche Bewegung, obwohl sie sehr faul sein können.

**Nahrungsmittel**

Sie bevorzugen Süßes, aber auch fette, gebratene, stark gewürzte oder saure Speisen. Milch und Milchprodukte verträgt der Sulfur-Typ meist nicht.

**Modalitäten** Beschwerden bessern sich im Freien, bei körperlicher Bewegung, bei trockenem, warmem Wetter und beim Liegen auf der rechten Seite. Sie verschlimmern sich durch Waschen, Bettwärme und in stickigen Räumen.

**Schlüsselsymptome** Durchfälle, die morgens aus dem Bett treiben, häufiges nächtliches Hochschrecken aus dem Schlaf, juckende, brennende Hautausschläge, die sich durch Waschen verschlimmern, Hungergefühl um 11 Uhr vormittags.

## Arsenicum album (weißer Arsenik)

ist ein starkes metallisches Gift. In der Homöopathie findet es Anwendung bei Ängsten und bei Entzündungen der Schleimhäute, die brennende Schmerzen hervorrufen. Es hilft auch bei Lebensmittelvergiftungen.

### ➤ *Der Arsenicum-album-Typ*

**Aussehen** Diese Menschen sind meist schlank, sehr gepflegt und immer peinlichst sauber und korrekt gekleidet. Sie haben eine blasse, zarte Haut und vielfach feine Gesichtszüge.

**Persönlichkeitsmerkmale** Personen, die dem Arsenicum-Typus entsprechen, sind sehr genau und pedantisch. Sie verabscheuen es, sich schmutzig zu machen, Unordnung ist ihnen unerträglich, alles muss exakt an seinem Platz stehen. Sie sind sehr ängstlich und unruhig, fürchten sich vor dem Tod und dem Alleinsein, aber auch vor Armut und Einbrechern.

**Nahrungsmittel**
Sie mögen gerne warme Speisen, Süßes und alkoholische Getränke, vertragen aber keine Melonen sowie keine kalten Speisen und Getränke.

**Modalitäten**
Ihre Beschwerden bessern sich durch Wärme, warme Getränke und Liegen mit erhöhtem Kopf. Sie verschlimmern sich durch Kälte und typischerweise nach Mitternacht.

**Schlüsselsymptome**
Furcht vor dem Tod und dem Alleinsein, starke Unruhe, brennende Schmerzen, die sich durch Hitze bessern.

## Nux vomica (Brechnuss)

wird aus dem strychninhaltigen Samen der Pflanze gewonnen und ist eines der wichtigsten Mittel bei Reizbarkeit, Stress und Verdauungsproblemen.

### ➤ *Der Nux-vomica-Typ*

**Aussehen**
Nux-vomica-Menschen sind meist hager und haben oft dunkle Augenringe. Sie kleiden sich gerne elegant, haben aber manchmal eine harte, fast aggressive Ausstrahlung.

**Persönlichkeitsmerkmale**
Nux-vomica-Menschen sind die typischen »Workaholics«. Sie sind sehr ehrgeizig, streben nach Erfolg und arbeiten hart dafür – oft bis in die Nacht hinein. Sie neigen dazu, viel Kaffe, Tabak oder Aufputschmittel zu konsumieren und schlafen deshalb häufig schlecht. Sie sind ausgesprochene Morgenmuffel, leicht reizbar und äußerst geräuschempfindlich.

| | |
|---|---|
| Nahrungsmittel | Sie mögen gerne Alkohol, Kaffe, fette, gebratene und stark gewürzte Speisen, die sie aber insgesamt eher schlecht vertragen. |
| Modalitäten | Beschwerden verschlechtern sich durch Kälte, Berührung und Lärm sowie durch Überarbeitung. Sie bessern sich durch Wärme, Ruhe und kurzen Schlaf sowie Liegen auf der rechten Seite. |
| Schlüsselsymptome | Extreme Reizbarkeit, sowohl körperlich als auch hinsichtlich der gesamten Stimmungslage. |

## Lycopodium (Bärlapp)

wird aus dem gelben Pollenstaub der Bärlappsporen gewonnen. Es ist ein bedeutendes Mittel bei Leber-Galle-Leiden und bei Darmproblemen.

### ➤ *Der Lycopodium-Typ*

| | |
|---|---|
| Aussehen | Lycopodium-Menschen sind meist groß, mager, mit schwach ausgeprägter Muskulatur, vor allem der unteren Körperhälfte. Sie haben oft eine fahle Gesichtsfarbe, neigen zu frühzeitigem Haarausfall oder Ergrauen der Haare. |
| Persönlichkeitsmerkmale | Lycopodium-Menschen haben ein gering ausgeprägtes Selbstwertgefühl und neigen zu Versagensängsten. Nach außen versuchen sie dies durch ein selbstbewusstes, oft sogar überhebliches Auftreten zu vertuschen. Sie neigen zu Übertreibungen und Prahlerei. Zu Hause sind sie oft herrschsüchtig oder tyran- |

nisch, während sie gegenüber höher gestellten Persönlichkeiten eher ein unterwürfiges Verhalten aufweisen.

**Nahrungsmittel** Sie essen gerne Süßspeisen, Fisch und Meeresfrüchte, mögen heiße Speisen und Getränke. Stark blähende Speisen wie Kohl oder Zwiebeln vertragen sie oftmals nicht.

**Modalitäten** Ihre Beschwerden verschlimmern sich durch Hitze und Bettwärme sowie zwischen 16 und 20 Uhr. Sie bessern sich durch Bewegung, den Genuss warmer Speisen und Getränke sowie durch Abdecken des Körpers.

**Schlüsselsymptome** Völlegefühl, aufgetriebener Leib mit Blähungen, Kollern und Rumpeln im Darm, Heißhunger nachts, Essen vermehrt den Appetit. Beschwerden beginnen auf der rechten Körperseite und verschlimmern sich um 16 Uhr.

## Pulsatilla (Küchenschelle)

ist eine zarte Staudenpflanze. In der Homöopathie gilt sie als eines der wichtigsten Mittel bei Frauenleiden und hilft auch, wenn sich Beschwerden während der Pubertät entwickeln.

### ➤ *Der Pulsatilla-Typ*

**Aussehen** Pulsatilla-Menschen wirken sehr feminin, sie sind häufig blond mit blauen Augen, haben feines Haar und können gelegentlich zu rundlichen Körperformen neigen.

| | |
|---|---|
| **Persönlichkeitsmerkmale** | Menschen, die Pulsatilla brauchen, sind (wie die Pflanze) meist zart und anlehnungsbedürftig mit mildem Temperament. Sie sind launenhaft und haben Schwierigkeiten, alleine Entscheidungen zu treffen. Deshalb suchen sie lieber Rat, Trost und Unterstützung bei anderen. Allein fühlen sie sich hilflos. Pulsatilla-Menschen sind ausgesprochen gefühlsbetont und beginnen leicht zu weinen, sowohl bei Kummer als auch aus Freude. Oft setzen sie aber ihre Tränen auch ein, um Zuwendung zu erlangen. Konflikten gehen sie im Allgemeinen lieber aus dem Weg. Ebenso wechselhaft wie ihre Persönlichkeitsstruktur sind ihre Symptome bei Erkrankung. Schmerzen wandern beispielsweise von einer Körperregion zur anderen. |
| **Nahrungsmittel** | Gegen Fett haben sie meist eine ausgesprochene Abneigung. Sie mögen aber gerne Bier, Eis und Sahne, obwohl sie dies wie alles Fette schlecht vertragen. |
| **Modalitäten** | Pulsatilla-Menschen brauchen viel frische, kühle Luft und Bewegung, dann bessern sich auch ihre Beschwerden. Sonne, Hitze und stickige Räume vertragen sie nicht. |
| **Schlüsselsymptome** | Die Pulsatilla-Patientin beginnt beim Erzählen ihrer Beschwerden oft zu weinen. Ihre Beschwerden treten häufig im Zusammenhang mit der monatlichen Regelblutung auf. Körperabsonderungen sind dick und rahmig, beispielsweise das Nasensekret bei einem Schnupfen. Wenn sie krank sind, haben sie ein großes Bedürfnis nach Trost und Zuwendung. |

## Sepia (Tintenfisch)

wird aus der Tinte gewonnen, die dieses Meerestier bei Gefahr ausstößt. Sepia ist wie Pulsatilla eher ein Frauenmittel und oft angezeigt bei Beschwerden, die nach einer Schwangerschaft, im Zusammenhang mit der Regel oder mit den Wechseljahren auftreten. Es findet Anwendung bei venösen Stauungen, Verdauungsproblemen und Haarausfall.

### ➤ *Der Sepia-Typ*

**Aussehen**

Im Gegensatz zu Pulsatilla-Typen sind Sepia-Frauen groß, schlank, dunkel- oder rothaarig, mit braunen Augen und einem blassen Teint. Sie wirken elegant, haben aber vielfach eine herbe, mitunter sogar männliche Ausstrahlung. Sepia-Frauen neigen zu Sommersprossen und gelblichen Pigmentablagerungen vor allem im Wangen- und Nasenbereich.

**Persönlichkeitsmerkmale**

Sepia ist eine passende Arznei für die typische unabhängige Karrierefrau. Sie neigt dazu, ihre Verantwortung und Verpflichtungen perfektionistisch zu erfüllen. Dieser Rolle wird sie auch dann gerecht, wenn sie ausschließlich Hausfrau und Mutter ist. Sepia-Typen können ebenso wie Pulsatilla-Menschen weinen, wenn es ihnen schlecht geht. Im Gegensatz dazu lehnen sie aber Trost ab und werden lieber allein mit ihren Problemen fertig. Sie haben Angst vor Ratten und träumen sogar davon.

**Nahrungsmittel**

Sie mögen gerne Saures, wie Eingelegtes, Zitronen oder Essig, aber auch Süßes. Im Allgemeinen vertragen sie keine Milch.

| | |
|---|---|
| Modalitäten | Sepia-Menschen sind sehr verfroren, neigen zu kalten Füßen und bekommen leicht Beschwerden, wenn sie sich unterkühlen. Am liebsten schlafen sie mit Socken. Sie bewegen sich gerne, und zwar exzessiv. Beschwerden bessern sich beispielsweise durch Tanzen (dies liebt die Sepia-Frau) und durch Sport. |
| Schlüsselsymptome | Charakteristisch für Sepia ist der Zustand der Stauung. Dieser kann sich im Gefühlsbereich wie auch körperlich, beispielsweise als Krampfadern, Stauung der Galleflüssigkeit oder als Verstopfung äußern. Charakteristisch ist das Gefühl einer Kugel in den inneren Organen oder ein Abwärtsdrängen (als würde etwas herausfallen). Sepia-Frauen bekommen oft einen Putzfimmel vor der Monatsblutung. |

## ➤ Wirkt ein Konstitutionsmittel auch beim völlig gesunden Menschen?

Ein Mensch, dessen Konstitution beispielsweise dem oben beschriebenen Nux-vomica-Typus entspricht, wird immer gut auf dieses Mittel reagieren, gleichgültig, an welchen Beschwerden er gerade leidet. Es ist in der Lage, das körperliche und seelische **Gleichgewicht** des Betroffenen wieder herzustellen und seine Lebenskraft zu aktivieren. Das Konstitutionsmittel wird ihm deshalb sicherlich auch im gesunden Zustand gut tun. Es hat dann eine **seelisch ausgleichende** und möglicherweise sogar **vorbeugende** Wirkung.

### ➤ Bleibt der Konstitutionstyp eines Menschen das ganze Leben lang derselbe?

Einige Menschen bleiben das ganze Leben lang der gleiche Konstitutionstyp. Das muss aber nicht so sein. Sie können Ihren Konstitutionstyp auch wechseln. Säuglinge entsprechen beispielsweise in der Anfangsphase ihres Lebens sehr häufig der oben beschriebenen Calcium-carbonicum-Konstitution. Fast alle Babys haben rundliche Formen, einen im Verhältnis zum übrigen Körper großen Kopf, an dem sie leicht schwitzen. Sie haben einen kleinen Blähbauch, ihre Haut ist pastös, zart und empfindlich. Keineswegs behalten aber alle Kinder, wenn sie größer werden, diese Calcium-carbonicum-Konstitution. Sie entwickeln sich - und mit ihnen ihre Konstitution - zu dem Typus, den sie als Erwachsener darstellen.

### ➤ Warum verordnet der Homöopath bei akuter Erkrankung oft nicht das Konstitutionsmittel, sondern eine andere Arznei?

Homöopathen unterscheiden zwischen akuten und chronischen Erkrankungen. **Chronische Erkrankungen**, wie zum Beispiel entzündliches Gelenkrheuma, entwickeln sich langsam, wobei es zwischendurch immer wieder Phasen der Besserung gibt. Auf die Dauer schwächen sie aber allmählich die Lebenskraft immer mehr. Während eine chronische Krankheit immer des Konstitutionsmittels bedarf, ist bei akuten Krankheiten oft eine andere Arznei angezeigt. Das hat einen ganz bestimmten Grund: Im Rahmen einer akuten Erkrankung kann sich nämlich die »Konstitution« ganz plötzlich ändern. So kann ein sonst sanftmütiger, ausgeglichener Mensch, wenn er etwa an akuten Magenschmerzen erkrankt, plötzlich reizbar oder übellaunig werden. Spricht man ihn an, reagiert er ganz entgegen seiner sonstigen Natur heftig, vielleicht sogar zornig. Er friert, obwohl er sonst vielleicht eher hitzeempfindlich ist, oder er verlangt nach Dingen, die er im gesunden Zustand möglicherweise gar nicht mag.

Der Homöopath legt also auch bei der akuten Erkrankung die »Konstitution« zugrunde, nur kann sich diese durch die akute Krankheit kurzfristig verändert haben.

## ➤ Wie schnell wirken homöopathische Arzneien?

Viele glauben, die Wirkung homöopathischer Arzneimittel würde nur langsam einsetzen. Es ist aber genau das Gegenteil der Fall. Ist ein Homöopathikum richtig gewählt, das heißt, entspricht es als Simile dem jeweiligen Zustand des Patienten, so setzt die Wirkung sogar **meistens sehr rasch** ein. Bei akuten Beschwerden dauert es vielfach nur eine kurze Zeit von etwa zehn bis 40 Minuten, bis eine spürbare Besserung zu verzeichnen ist.

Etwas anders ist es bei chronischen Krankheiten. Weil sie eine tief greifende Störung des Organismus darstellen, ist mit einer längeren Zeitdauer zu rechnen, bis durch eine homöopathische Arznei das innere Gleichgewicht der Körperfunktionen wieder hergestellt ist. Oft hilft hier nicht ein einziges Homöopathikum, sondern vielfach werden so genannte **Folgemittel** notwendig. Ähnlich wie beim Schälen einer Zwiebel werden bei chronischen Leiden die »Krankheitsschichten« nach und nach abgetragen.

**Im Allgemeinen gilt folgende Regel:**

- Je heftiger und akuter eine Erkrankung, umso rascher setzt die Wirkung der homöopathischen Arznei ein.
- Je länger die Beschwerden bestehen, umso langsamer wird in aller Regel die Wirkung eines homöopathischen Heilmittels spürbar.

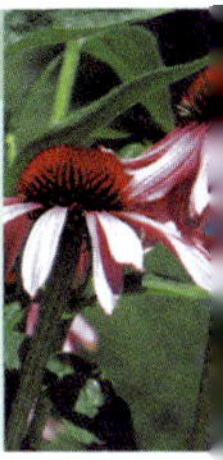

## ➤ Welche Reaktionen sind nach der Einnahme eines Homöopathikums zu erwarten?

Wenn ein Mittel passt, so wird sich dies im Allgemeinen rasch auf das **seelische Gleichgewicht** und das **körperliche Wohlbefinden** auswirken. Bei einer akuten Erkrankung wird ein richtig gewähltes Homöopathikum deshalb sehr rasch zur Gesundung führen, oft schon innerhalb von Stunden oder einem Tag.

Ist das Mittel nicht geeignet, so wird sich überhaupt keine Reaktion einstellen.

Bei chronischen, schon länger bestehenden Krankheiten ist der Verlauf meist anders. Hier kann es beispielsweise geschehen, dass plötzlich frühere Symptome oder Zeichen früher durchgemachter Erkrankungen wieder auftreten. Auch können sich die bestehenden Symptome unter Umständen verändern. Wichtig dabei ist, dass sich der Heilungsverlauf im Sinne der »Heringschen Regel«, die im Anfangskapitel beschrieben wurde, vollzieht. Das heißt, die Krankheitszeichen sollen sich entsprechend dem Kopf-Fuß-Schema von oben nach unten und von innen nach außen verlagern oder in der Reihenfolge verschwinden, in der sie entstanden sind.

Grundsätzlich sollte sich im Rahmen einer homöopathischen Behandlung aber als Erstes das »Innerste«, nämlich die seelische Verfassung, bessern.

### ➤ Was ist eine Erstverschlimmerung?

Wichtig bei der homöopathischen Behandlung ist es, zu wissen, dass sich nach der Einnahme des richtigen Mittels die Beschwerden zunächst kurzfristig verschlimmern können.

Diese Beobachtung machte schon Hahnemann im Rahmen der praktischen Anwendung seiner homöopathischen Zubereitungen bei Kranken. Er stellte immer wieder fest, dass sich der Zustand des Kranken nach Einnahme des Mittels kurzfristig verschlechterte, so als ob der Körper noch einmal alle verfügbaren Abwehrmechanismen mobilisieren würde. Erst dann trat die Heilung ein.

Diese Erstverschlimmerung ist deshalb während der homöopathischen Behandlung ein erwünschtes Phänomen, denn sie ist für den Therapeuten ein entscheidender Hinweis, dass der Kranke auf das Mittel reagiert und dass er die richtige Arznei gewählt hat.

### Die Erstverschlimmerung – Zeichen der beginnenden Heilung

Die Erstverschlimmerung ist ein Signal dafür, dass der Organismus auf das homöopathische Arzneimittel reagiert hat. Erschrecken Sie also nicht, wenn sich im Rahmen der homöopathischen Behandlung etwa eines Migräneanfalls sich die Kopfschmerzen erst einmal ein wenig verschlimmern oder bei einer Grippe nach Einnahme des Homöopathikums das Fieber zunächst kurzfristig ansteigt! Die Erstreaktion ist nicht gefährlich und nur von kurzer Dauer.

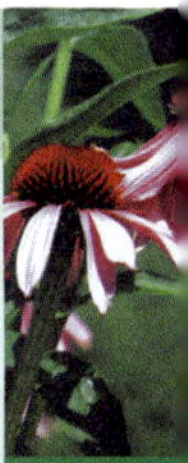

## ➤ Stimmt es, dass Homöopathika keine Nebenwirkungen haben?

Das ist richtig. Homöopathische Arzneien regen lediglich die Selbstheilungskräfte des Körpers an. Sie setzen nur einen Impuls, der gestörte Körperfunktionen wieder ins Gleichgewicht bringt, alles andere macht der Organismus alleine. Deshalb und letztlich auch aufgrund der starken Verdünnungen können homöopathische Mittel im Körper keine schädigenden Wirkungen entfalten. Es kann lediglich nach der Einnahme eines Homöopathikums zu der bereits beschriebenen kurzfristigen Erstverschlimmerung der Krankheitssymptome kommen.

## ➤ Kann es während der Einnahme von Homöopathika zu Wechselwirkungen mit anderen Medikamenten kommen?

Wechselwirkungen mit anderen Arzneimitteln sind bei Homöopathika nicht bekannt. Sie können sie also ohne Bedenken in Kombination mit anderen Arzneien einnehmen.
In einigen Fällen können sie sogar die Behandlung mit herkömmlichen Methoden zu einem sinnvollen Gesamtkonzept ergänzen. Keinesfalls dürfen jedoch notwendige Medikamente während einer homöopathischen Behandlung ohne Absprache mit dem Homöopathen eigenmächtig abgesetzt werden.

## ➤ Wie oft und wie lange müssen homöopathische Mittel eingenommen werden?

Im Allgemeinen gilt die Regel: Je höher die Potenzierung, umso seltener die Gabe. Niedrige Potenzstufen wirken meist kürzer und werden deshalb häufiger eingenommen. **D-Potenzen** beispielsweise können bis zu einer D12 täglich eingenommen werden (siehe Kasten).
Bei höheren Potenzierungen ist das Vorgehen anders. **Hochpotenzen** haben eine tief greifende Wirkung auf den gesamten

Organismus. Oft werden sie nur ein einziges Mal eingenommen. Weil die homöopathischen Arzneien, wie erwähnt, nur den Heilungsprozess anstoßen sollen, empfiehlt es sich, nach der Einnahme einer Hochpotenz einige Zeit abzuwarten, ob dieser Effekt auch tatsächlich eintritt.

Bessert sich die Symptomatik, sollte man die Einnahme erst dann wiederholen, wenn es wieder zu einer spürbaren **Verschlechterung** kommt. Vergleichbar ist dies in etwa mit dem Starten eines Kraftfahrzeugs. Wenn der Motor einmal läuft, sollte man den Startvorgang beenden; durch ein Hineinstarten in den laufenden Motor kann der Anlasser beschädigt werden. Ähnlich sollte das homöopathische Mittel erst seine volle Wirkung im Körper entfalten können. Die laufende Einnahme einer Hochpotenz würde sonst möglicherweise den ursprünglich gesetzten Impuls zur Heilung stören.

### Folgende Dosierungen haben sich bewährt:

**D2 bis D8:** bei akuten Krankheiten stündlich bis dreimal täglich

**D12:** einmal täglich

**C30 bis C1000:** zunächst eine einzige Gabe, die erst dann wiederholt wird, wenn sich nach einer Besserung der Zustand wieder verschlechtern sollte. Die Wirkung einer Hochpotenz kann mitunter sehr lange anhalten, eine C30 beispielsweise wirkt oft ca. zwei bis vier Wochen oder auch länger. Die Wirkung einer C1000 kann sogar einige Monate anhalten.

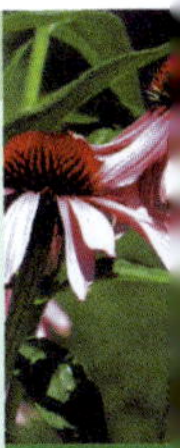

## ➤ Was passiert, wenn ein »falsches« Mittel eingenommen wurde?

Solange eine homöopathische Arznei in einer nicht allzu hohen Potenzierung, beispielsweise einer C10.000, verabreicht wird, kann auch eine falsche Arznei **nicht schaden**. Sie wird dann aber auch nicht viel helfen. Es kann gelegentlich geschehen, dass selbst ein homöopathisch erfahrener Arzt in seiner Wahl nicht ganz sicher ist und eine homöopathische Arznei verordnet hat, die nicht genau dem Simile seines Patienten entspricht. Auch er wird den Irrtum lediglich am ausbleibenden Therapieerfolg erkennen.

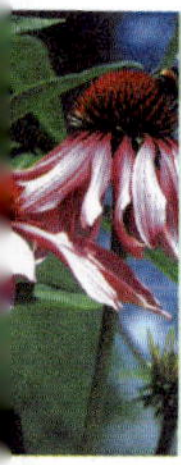

### Wie viele Globuli muss man einnehmen?

Für Erwachsene empfiehlt sich eine Dosierung von fünf bis sechs Globuli.
Kinder nehmen je nach Körpergröße und -gewicht zwei bis fünf Globuli ein.
Bei Hochpotenzen reichen vielfach ein bis zwei Globuli aus.

## ➤ Kann man Homöopathika auch überdosieren?

Eine einmalige Einnahme zu vieler Globuli macht im Allgemeinen nichts aus. Wird ein Mittel jedoch ständig über einen längeren Zeitraum eingenommen, kann sich ein **Arzneimittelbild ähnlich wie bei einer Arzneimittelprüfung** entwickeln (siehe die Erläuterungen im ersten Kapitel).

## ➤ Können auch mehrere Mittel gleichzeitig eingenommen werden?

Im Grunde können mehrere Homöopathika eingenommen werden. Sie sollten jedoch zueinander passen oder sich ergänzen, um eine optimale Wirkung zu erzielen. Dieses Prinzip nutzt die Therapierichtung der **Komplexhomöopathie**. In vielen Komplexhomöopathika, die es als fertige Arzneimittel zu kaufen gibt, sind solche Kombinationen für den Einsatz bei bestimmten Krankheiten zusammengestellt.

Einige Homöopathen, die homöopathische Kombinationen bevorzugen, stellen gelegentlich auch selbst die entsprechenden Mischungen zusammen. Allerdings ist dazu ein besonderes Spezialwissen erforderlich. Es gibt nämlich auch homöopathische Arzneien, die nicht gemeinsam oder kurz nacheinander eingenommen werden sollten, weil sie sich in ihrer Wirkung stören oder sogar aufheben können.

Die **klassische Homöopathie** behandelt nur mit einem einzigen Mittel, das allenfalls durch ein passendes Folgemittel abgelöst werden kann, wenn sich im Verlaufe der Therapie die Krankheitszeichen verändern.

## ➤ Gibt es Leiden, bei denen die Homöopathie besonders gut wirkt?

Viele, vor allem **chronische Leiden** bedürfen einer umfassenden und individuellen Behandlung. Das heißt, es sollten seelische und körperliche Faktoren ebenso berücksichtigt

werden wie auslösende Ursachen, die Krankheitsentwicklung und die gesamte Lebenssituation des Patienten. Genau darauf beruht das Prinzip der Homöopathie. Sie versucht die Ursache der Erkrankung zu beheben und nicht nur die körperlichen Symptome. Sie wirkt deshalb vielfach auch dann, wenn in der herkömmlichen Medizin nur wenige Behandlungsmöglichkeiten zur Verfügung stehen. Dies ist bei zahlreichen **chronischen Hauterkrankungen** der Fall. Eine Neurodermitis, eine Schuppenflechte oder auch Akne sprechen beispielsweise oft sehr gut auf eine homöopathische Behandlung an. Ebenso lassen sich **Allergien**, **Asthma** oder **hormonelle Fehlfunktionen** in vielen Fällen durch homöopathische Arzneien ausgesprochen günstig beeinflussen.
Aber auch zahlreiche akute Beschwerden, beispielsweise **fieberhafte Infekte, Halsentzündungen, Kopf- oder Magenschmerzen**, können in den meisten Fällen hervorragend mit homöopathischen Arzneien behandelt werden.

## ➤ Dürfen alle Erkrankungen homöopathisch behandelt werden?

Im Prinzip kann jede Erkrankung mithilfe der Homöopathie behandelt werden. Bei schweren Erkrankungen sollten homöopathische Arzneien allerdings nur begleitend zur konventionellen Medizin eingesetzt werden. Dazu gehören unter anderem alle Leiden, die eines operativen Eingriffs bedürfen, bösartige Tumorerkrankungen, aber auch Herzerkran-

kungen oder schweres Asthma. In solchen Fällen obliegt es immer dem behandelnden Arzt oder Heilpraktiker, inwieweit eine homöopathische Behandlung erfolgversprechend eingesetzt werden kann oder darf.
Als **begleitende Therapie** kann jedoch mit der Homöopathie in vielen Fällen geholfen oder das Leiden zumindest gelindert werden. Sogar bei Knochenbrüchen, die selbstverständlich immer mit den Methoden der Schulmedizin behandelt werden müssen, kann mit homöopathischen Mitteln, wie beispielsweise Symphytum officinale, der Heilungsverlauf beschleunigt werden. Auch Beschwerden nach Operationen lassen sich durch Homöopathika vielfach sehr günstig beeinflussen.

## ➤ Können auch Kinder homöopathisch behandelt werden?

Kinder sprechen sogar sehr gut auf die Behandlung mit homöopathischen Mitteln an. Das beruht unter anderem auch darauf, dass die Lebenskraft und damit die Reaktionsfähigkeit des Körpers im Kindesalter meist erheblich größer sind als die eines Erwachsenen. Hinzu kommt, dass die Behandlung mit Homöopathika **sehr sanft und sicher** ist. Sie hat keine schädigenden Nebenwirkungen wie zahlreiche chemische Medikamente und ist deshalb **gerade bei Kindern** eine sehr geeignete Heilmethode. Viele Kinderärzte schätzen inzwischen die sanfte Heilkraft homöopathischer Mittel und bevorzugen deshalb für ihre kleinen Patienten diese Therapierichtung.

### ➤ Besteht in der Schwangerschaft eine Gegenanzeige für Homöopathika?

Homöopathika dürfen auch während der Schwangerschaft eingenommen werden. Richtig angewandt, können sie in dieser Zeit sogar äußerst hilfreich sein, da synthetische Medikamente, gerade Schmerz- oder Schlafmittel, wegen teils problematischer Wirkungen und schädigender Effekte auf das ungeborene Kind so weit wie möglich gemieden werden müssen. Von einer homöopathischen Selbstbehandlung ist in dieser Zeit aber dennoch abzuraten. Es gibt nämlich einige homöopathische Arzneien, die auf die weiblichen Geschlechtsorgane eine besonders starke Wirkung haben, unter anderem auch wehenfördernde Effekte. Solche Mittel können allerdings vom Homöopathen gezielt angewandt werden, beispielsweise bei Wehenschwäche oder wenn der Geburtsvorgang verzögert einsetzt.

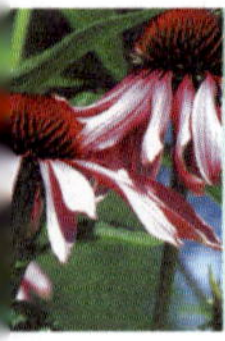

**Besser den Arzt zurate ziehen!**

Die homöopathische Behandlung von Beschwerden in der Schwangerschaft gehört am besten in die Hand eines mit der Homöopathie vertrauten Arztes.

## ➤ Wirkt die Homöopathie auch bei Tieren?

Die Homöopathie wirkt bei Tieren genauso gut wie beim Menschen. Dies ist vielleicht der beste Beweis dafür, dass die Homöopathie keine »Glaubenssache« ist, sondern auch objektiv betrachtet eine starke Heilkraft aufweist.

Es gibt heute bereits zahlreiche Tierärzte, die sich der Homöopathie zugewandt haben und in ihrer Praxis diese Heilmethode anwenden. Sie stützen sich bei der Suche nach dem passenden Arzneimittel im Wesentlichen auf eine genaue **Beobachtung der Krankheitssymptome und des Verhaltens** des erkrankten Tieres sowie auf die Angaben des Tierhalters.

### Warum die Behandlung von Tieren oft schwieriger ist

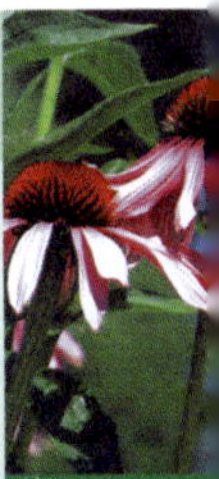

Insgesamt gestaltet sich die Behandlung von Tieren etwas schwieriger, da die »Anamnese«, das direkte Gespräch mit dem Patienten, nicht möglich ist. Sie kann nur über einen Umweg, nämlich die **Befragung des Tierhalters**, erfolgen. Er muss in diesem Falle anstelle des »Patienten« Fragen zu Auffälligkeiten und Besonderheiten im Verlauf der Erkrankung seines Tieres beantworten. Denn bei Tieren ist es ebenso wichtig wie bei einem menschlichen Patienten, die jeweilige Konstitution zu erkennen, um danach die passende homöopathische Arznei auswählen zu können.

### ➤ Einige Substanzen sollen die Wirkung von Homöopathika stören. Stimmt das?

Das ist richtig. Zu diesen Substanzen zählen vor allem **Kaffee**, **Campher** und verschiedene andere **ätherische Öle**. Während einer homöopathischen Behandlung sollten Sie deshalb den Kontakt mit solchen Stoffen meiden. Vor allem Kaffee kann die Wirkung vieler Homöopathika erheblich **beeinträchtigen**. Er stellt ein so genanntes Antidot (Gegenmittel) dar.

Auch auf **Einreibungen** mit campherhaltigen Salben oder ätherischen Ölen, wie sie häufig bei Husten angewandt werden, sollten Sie aus diesem Grunde während einer homöopathischen Behandlung verzichten. Weil auch in vielen **Zahncremes** ätherische Öle enthalten sind, ist es ratsam, auf spezielle **»homöopathieverträgliche«** Marken auszuweichen. Diese gibt es in Drogeriemärkten und Apotheken zu kaufen. Sie sind extra entsprechend gekennzeichnet.

### ➤ Ist während der homöopathischen Behandlung eine besondere Lebensführung zu beachten?

Schon Hahnemann plädierte dafür, während einer homöopathischen Behandlung eine gesunde Lebensweise einzuhalten. Homöopathika sind in der Lage, ein aus den Fugen geratenes gesundheitliches Gleichgewicht wieder ins Lot zu bringen. Gerade deshalb ist es wichtig, den Heilungsprozess durch eine ausgewogene Lebensführung zu unterstützen.

Dazu gehören Stressvermeidung, ausreichend Schlaf, viel Bewegung an der frischen Luft, hinreichende Erholungsphasen sowie eine gesunde Ernährung. Ferner ist es sinnvoll, auf Genussmittel während einer homöopathischen Therapie so weit wie möglich zu verzichten.

**Darauf sollten Sie während der homöopathischen Behandlung achten:**

- gesunde, ausgewogene Ernährung
- weitgehender Verzicht auf Genussmittel und Kaffee
- ausreichend Schlaf und Erholungsphasen
- Meidung von Substanzen, welche die Wirkung eines Homöopathikums stören könnten, wie zum Beispiel ätherische Öle und campherhaltige Zubereitungen
- ausreichend Bewegung an der frischen Luft

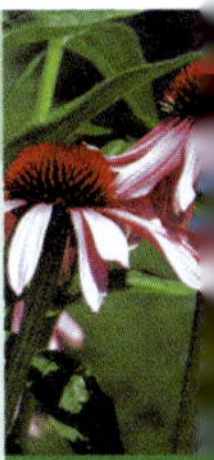

## ➤ Wo liegen die Grenzen der Homöopathie?

Weil Homöopathika primär die Selbstheilungskräfte des Körpers anregen, können sie auch nur dort wirken, wo noch halbwegs intaktes und reaktionsfähiges Körpergewebe vorhanden ist. Die Homöopathie kann deshalb verständlicherweise nicht mehr ihre volle Wirkung entfalten, wo es durch Erkrankungen bereits zur ausgedehnten Zerstörung von Organen oder Körpergewebe gekommen ist. Auch auf künstliche Implantate (etwa einen Bypass) oder auf transplantierte Organe wirkt die Homöopathie nicht. Bei Letzteren wäre es sogar vorstellbar, dass homöopathische Arzneien eine Abstoßungsreaktion fördern könnten.

## ➤ Kann die Homöopathie die Schulmedizin ersetzen?

Die Homöopathie kann bei zahlreichen, vor allem leichteren Erkrankungen die Schulmedizin tatsächlich ersetzen. Bei schweren oder lebensbedrohlichen Erkrankungen ist dies sicherlich nicht der Fall. In vielen Fällen kann sie aber auch hier als sinnvolle Ergänzung zu schulmedizinischen Maßnahmen betrachtet werden. Wird bei schweren Erkrankungen die Behandlung durch Homöopathika ergänzt, so ist es immer die Aufgabe des behandelnden Arztes, festzustellen, inwieweit sich der Zustand durch die Homöopathie gebessert hat, und zu entscheiden, ob andere Medikamente eventuell reduziert oder abgesetzt werden können.

## ➤ Wie findet man einen homöopathisch ausgebildeten Therapeuten?

In Deutschland führen zahlreiche Ärzte zusätzlich zu ihrem eigentlichen Fachgebiet die Bezeichnung **Arzt für Homöopathie**. Die Ausbildung, um diese Zusatzbezeichnung zu erlangen, dauert etwa zwei Jahre. Außer Ärzten dürfen auch zugelassene **Heilpraktiker** die Homöopathie ausüben. Wenn

Sie einen homöopathisch ausgebildeten Arzt oder Heilpraktiker aufsuchen wollen und keine persönliche Empfehlung haben, können Sie im Branchenteil der regionalen Telefonbücher unter der Rubrik Ärzte/Homöopathie beziehungsweise Heilpraktiker nachschlagen. Ferner besteht die Möglichkeit, sich bei den jeweiligen Berufsverbänden und Fachorganisationen danach zu erkundigen. Sie erhalten dort Auskunft, welche Homöopathen in Ihrer Nähe praktizieren.

## ➤ Was kostet die Homöopathie?

Homöopathika sind in aller Regel deutlich billiger als herkömmliche Medikamente. Kostenaufwendiger ist allerdings die große Erstanamnese beim Homöopathen, die aber in aller Regel nur einmal erhoben wird. Die Kosten dafür hängen unter anderem auch vom Zeitaufwand ab. Bei Ärzten sind sie durch die jeweiligen Gebührenordnungen festgelegt.

## ➤ Wird die homöopathische Behandlung von den Kassen erstattet?

Private Krankenversicherungen ersetzen normalerweise die Behandlung während die meisten gesetzlichen Krankenkassen eine homöopathische Therapie leider nur in Ausnahmefällen bezahlen. Genaue Auskünfte zur Erstattungsfähigkeit einer homöopathischen Behandlung erhalten Sie am besten bei Ihrer Krankenversicherung.

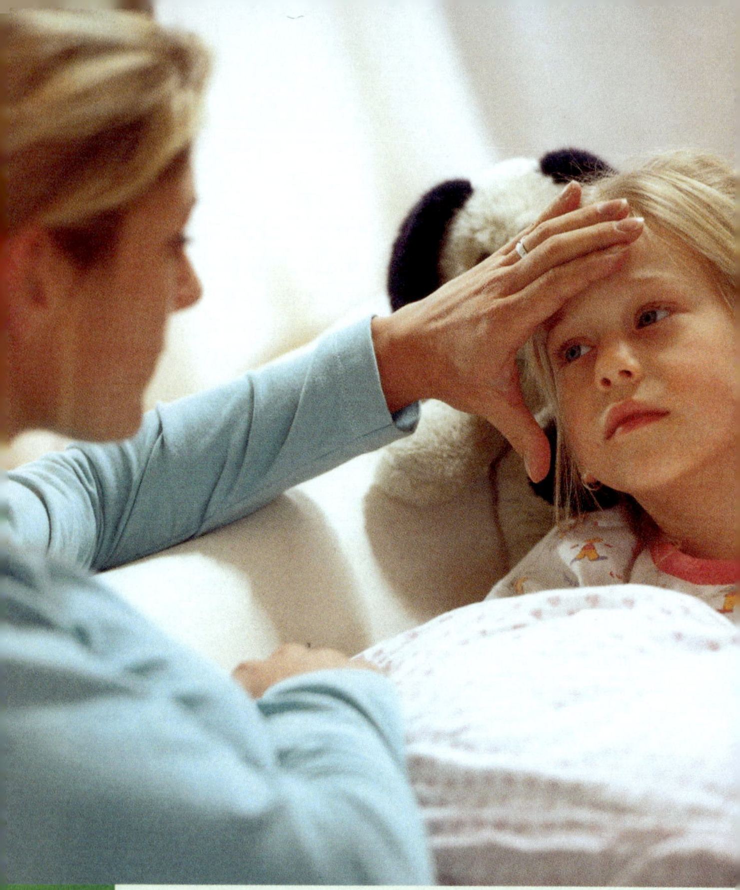

# Möglichkeiten der Selbstbehandlung

Homöopathika sind frei von unerwünschten Nebenwirkungen und eignen sich deshalb auch zur Selbstbehandlung. Einige Tipps, wie Sie homöopathische Arzneien bei leichteren Alltagsbeschwerden anwenden können, finden Sie auf den folgenden Seiten. Diese beschränken sich aufgrund des begrenzten Umfanges dieses Buches nur auf einige häufige gesundheitliche Probleme.

Die jeweiligen **Arzneimittelbilder** sind kurz gefasst und den Beschwerden zugeordnet, wobei die charakteristischen Schlüsselsymptome fett gedruckt herausgehoben sind. Wenn Sie ein Mittel auswählen, sollten Ihre Beschwerden möglichst mit diesen Leitsymptomen übereinstimmen.

Bitte berücksichtigen Sie außerdem, dass es unter den circa 2000 homöopathischen Arzneien eine Vielzahl weiterer Mittel gibt, die bei den aufgeführten Erkrankungen ebenfalls eine geeignete Arznei darstellen könnten. Sie alle zu nennen, würde Bände füllen. Wer sich also genauer informieren möchte, muss deshalb auf die entsprechende Literatur zurückgreifen.

Doch Vorsicht: **Die Selbstbehandlung hat ihre Grenzen!** Um sich dabei nicht zu gefährden, sollten Sie die im Folgenden erläuterten Voraussetzungen beachten.

## ➤ Welche Krankheiten darf man selbst behandeln?

Es ist meistens nicht notwendig, wegen leichterer gesundheitlicher Probleme immer gleich einen Arzt aufzusuchen.

Hinter nahezu allen Beschwerden können sich jedoch mitunter auch ernstere Erkrankungen verbergen, die einer ärztlichen Behandlung bedürfen. So können etwa vermeintlich stressbedingte »nervöse« Magenschmerzen auch Ausdruck eines Magengeschwürs oder sogar einer Krebserkrankung sein. Genauso kann ein Husten das Symptom einer Erkältung, aber auch das Zeichen einer schweren Bronchitis oder einer Lungenentzündung darstellen. Selbst behandeln sollten Sie deshalb nur **leichtere Erkrankungen**, deren Ursache Sie kennen oder mit denen Sie bereits Erfahrung haben. In keinem Fall dürfen sie eine Bedrohung für Ihre Gesundheit oder Ihr Leben darstellen.

## ➤ Welche Mittel eignen sich zur Selbstbehandlung?

Zur Selbstbehandlung können Sie sowohl Komplexmittel als auch Einzelhomöopathika anwenden. Die Selbstbehandlung mit Einzelmitteln ist allerdings nur dann erfolgversprechend, wenn Ihre Beschwerden genau mit dem **Arzneimittelbild** des gewählten Mittels übereinstimmen. Wer also diesen Weg einschlagen möchte, sollte sich vorher ein wenig mit dem Fachgebiet der Homöopathie befasst haben.
Sicherer sind im Rahmen der Selbstmedikation die homöopathischen Komplexmittel. Sie sind in der Apotheke frei verkäuflich und werden indikationsbezogen angewendet. Auch der Apotheker kann Ihnen bei der Auswahl eines geeigneten Kombinationspräparates behilflich sein.

### ➤ Welche Potenzierung ist zu wählen?

Für die Selbstbehandlung mit homöopathischen Einzelmitteln haben sich vor allem die **tieferen Potenzen** D4 bis D12 oder C6 bewährt, von denen jeweils ein- bis dreimal täglich fünf Tropfen oder Globuli eingenommen werden. Die empfohlenen Dosierungen sind bei den im Folgenden beschriebenen Einzelmitteln nochmals angegeben. In aller Regel können Sie nach Abklingen der Symptome das Homöopathikum absetzen.

### ➤ Wann ist es ratsam, einen Arzt aufzusuchen?

Im Allgemeinen sollten sich **akute Beschwerden** nach der Einnahme einer homöopathischen Arznei innerhalb von einigen Stunden bis spätestens einem Tag gebessert haben. Wenn sich Ihre Beschwerden nicht innerhalb dieses Zeitraumes bessern oder sich gar verschlimmern, so ist das ein Zeichen, dass Sie entweder nicht die richtige Arznei gewählt haben oder dass ihre Erkrankung vielleicht doch ernsterer Natur ist und ärztlicher Behandlung bedarf. In diesem Fall zögern Sie bitte nicht, Ihren Arzt zu konsultieren.

Ebenso ist es ratsam, die Therapie länger bestehender **chronischer Erkrankungen** – dazu gehören beispielsweise auch **Allergien** und **Hautkrankheiten** – einem ausgebildeten Homöopathen anzuvertrauen. Diese Krankheiten bedürfen einer **konstitutionellen homöopathischen Behandlung** und damit eines fundierten Wissens über die Homöopathie.

## ➤ Welche Mittel helfen bei Erkältungskrankheiten?

Erkältungskrankheiten und grippale Infekte gehören zu den häufigsten Beschwerden überhaupt. Meist sind sie verbunden mit Fieber, Husten, Schnupfen oder Halsschmerzen. Eingangs finden Sie einige Einzelmittel, die bei fieberhaften grippalen Infekten häufig infrage kommen können. Für Fälle, in denen Husten, Schnupfen oder Halsschmerzen alleine auftreten oder das vorherrschende Krankheitszeichen darstellen, sind im Anschluss daran einige geeignete Arzneien aufgeführt.

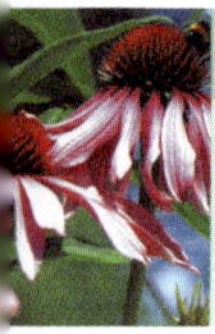

### Symptome nicht unterschätzen!

Auch Erkältungskrankheiten können mitunter zu Komplikationen führen. Wenn sich ihre Symptome nicht bessern oder gar verschlimmern, sprechen Sie lieber mit Ihrem Arzt.

### Mittel gegen fieberhaften Infekt

➤ **Aconitum napellus (Blauer Eisenhut) D8–D12 oder C6**
ist angezeigt bei sehr **heftig und stürmisch** einsetzenden Beschwerden mit rasch ansteigendem Fieber, vor allem, wenn **trockenes, kaltes, windiges Wetter** der Auslöser war und die Symptome begleitet sind von **Unruhe** und **Angst**. Ein Merkmal für dieses Mittel ist, dass das Gesicht des Betroffenen **heiß** und **im Liegen hochrot** ist, beim **Aufsetzen** aber auffallend **blass** wird. Die Kranken haben **Durst** und verlangen nach Wasser, alles andere schmeckt bitter. Sie sind sehr empfindlich gegen **Rauch**. Durch

**frische Luft und Ruhe** bessern sich die Beschwerden, während sie im **warmen Raum** und **nachts** schlimmer werden.

- **Belladonna (Tollkirsche) D6–D12 oder C6**
  ist (ähnlich wie Aconitum) wirksam bei **plötzlichem, heftigem Krankheitsbeginn** mit **Fieber und Hitzegefühl**, insbesondere wenn **Verkühlung** des Kopfes, **Nässe** und **Kälte** die Auslöser waren oder **pulsierende Schmerzen** auftreten. Der Körper ist **heiß**, während Beine und Füße **eiskalt** sind. Die Kranken haben ein **hochrotes Gesicht**, das im Gegensatz zu Aconitum aber beim Aufsetzen nicht blass wird. Trotz trockenem Mund verspüren sie **keinen Durst**. Auffallend sind oft **weite Pupillen** und **Lichtempfindlichkeit**. Durch frische Luft, Wärme und **halb aufrechtes Sitzen** bessern sich die Beschwerden, sie nehmen durch Berührung, Erschütterung, Bewegung, Geräusche und **helles Licht** zu.
- **Ferrum phosphoricum (Eisenphosphat) D4–D12**
  wirkt besonders im **Frühstadium** von Erkältungskrankheiten, deren Symptome sich allmählich entwickeln, vor allem wenn **mangelnde Widerstandskraft** oder **Überhitzung** der Auslöser war. Die Betroffenen haben **mäßig hohes Fieber** und einen **schnellen, schwachen Pulsschlag** sowie ein **blasses Gesicht**, das abwechselnd **errötet**. Ferrum phosphoricum hilft gut, wenn die Beschwerden von **Nasenbluten** begleitet sind. Sie bessern sich durch **kühle** Anwendungen und leichte Bewegung.
- **Eupatorium perfoliatum (Wasserhanf) D4–D12**
  wirkt bei Beschwerden, die infolge einer **Unterkühlung** auftreten und begleitet sind von starken **Knochen- und Gliederschmerzen**. Ein Schüttelfrost tritt typischerweise zwischen **7 und 9 Uhr auf**. Davor haben die Kranken **Durst** und sind **reizbar**. Um den Husten zu lindern, müssen sie sich auf **Hände** und **Knie** stützen.

## Mittel gegen Husten

- **Ipecacuanha (Brechwurzel) D4–D12**
  löst **Verkrampfungen** der Bronchien und eignet sich deshalb auch bei **Keuchhusten** und Asthma. Es ist hilfreich bei krampfartigem, erstickendem Husten mit **Erbrechen** von Schleim oder Mageninhalt. Der Husten verschlimmert sich im **Liegen**.
- **Drosera (Sonnentau) D2–D6**
  wirkt bei **krampfartigem, trockenem Husten**, der häufig in kurz aufeinander folgenden **Anfällen** auftritt. Charakteristisch für dieses Mittel ist, dass der Betroffene **hustet, sobald er sich hinlegt**.
- **Bryonia alba (Weiße Zaunrübe) D4–D12**
  wirkt bei Husten, der starke **Schmerzen** verursacht, vor allem hinter dem Brustbein. Typisch ist eine **gereizte Stimmung** und dass die Kranken **weder sprechen noch sich bewegen** möchten. Da **Druck** alle Symptome bessert, drückt der Bryonia-Patient beim Husten die Hände gegen die Brust.

## Mittel gegen Halsschmerzen

- **Lachesis (Buschmeisterschlange) D6–D12**
  hilft bei **linksseitigen** Halsschmerzen mit starken Schluckbeschwerden. Der Hals schmerzt vor allem beim **Leerschlucken**, während feste Speisen leichter aufgenommen werden können. Der Rachen weist eine **düster bläulichrote** Verfärbung auf. Jede Berührung wird als unerträglich empfunden. Typisch ist, dass die **Beschwerden** im Schlaf aufkommen und jede **Ausscheidung**, beispielsweise Schweißsekretion, die Symptome erleichtert.
- **Phytolacca decandra (Kermesbeere) D4–D12**
  hilft bei eitrigen Halsentzündungen mit **dunkelroten**, stark **geschwollenen** Mandeln, die gelbliche Beläge aufweisen. Die Be-

troffenen fühlen sich erschöpft und können **nichts Heißes** schlucken. Im Gegensatz zu Lachesis ist bei Phytolacca die **rechte Seite** stärker betroffen.

- **Belladonna (Tollkirsche) D4–D12**
  ist angezeigt bei **plötzlich beginnenden, brennenden**, wunden Halsschmerzen. Die Mandeln sind **feuerrot**, der Mund ist **trocken** und die Zunge hat die Färbung einer **Himbeere**. Kalte Getränke verschlimmern die Schmerzen (weitere Charakteristika siehe unter »Mittel gegen fieberhaften Infekt«).
- **Mercurius solubilis (Quecksilber) D4–D12**
  ist angezeigt bei Halsschmerzen mit **üblem Mundgeruch** und vermehrtem **Speichelfluss**. Der Speichel **brennt** beim Schlucken. Die Zunge hat einen **schmutzig weißen** bis grauen Belag und weist **Zahnabdrücke** an den Seitenrändern auf.

## Mittel gegen Schnupfen

- **Pulsatilla pratensis (Küchenschelle) D4–D12**
  hilft bei Schnupfen mit Absonderung von **gelblichem, dickrahmigem** Nasensekret und Schmerzen über den Augen oder der rechten Wange, vor allem, wenn **weinerliche Stimmung**, **Anlehnungsbedürfnis** und **Durstlosigkeit** die Symptome begleiten. Die Beschwerden bessern sich an der frischen Luft und nehmen im warmen Zimmer zu.
- **Natrium muriaticum (Kochsalz) D6–D12**
  ist geeignet, wenn eine Erkältung mit **heftigem Niesen** beginnt und es zur Absonderung von dünnem, wässrigem Nasensekret kommt, das klar ist wie Eiweiß. Die Nase ist **abwechselnd** verstopft oder laufend. Der Kranke möchte **allein sein** und **hasst es, getröstet** oder **bemitleidet** zu werden.

- **Kalium bichromicum (Kaliumdichromat) D4–D12**
  wirkt bei Schnupfen mit **zähem, grünlich gelbem, fädigem** Nasensekret oder **zähen, gallertartigen** Schleimklümpchen, vor allem wenn er begleitet ist von **Geruchsverlust**, verstopfter Nase, **häufigem** Räuspern und Stirnkopfschmerzen. Besser durch Hitze, Druck, Bewegung und warme Anwendungen, schlimmer beim Aufdecken und Entkleiden sowie morgens von 3 bis 5 Uhr.

## Welche Homöopathika helfen gegen Heuschnupfen?

Ein Heuschnupfen wird nicht durch eine Erkältung ausgelöst, sondern durch eine allergische Reaktion, beispielsweise gegen Pollen oder Hausstaub.

### Mittel gegen Heuschnupfen

- **Allium cepa (Küchenzwiebel) D4–D12**
  Charakteristisch ist ein Zustand, als hätte man in eine **Zwiebel** gebissen. Die Nase tropft heftig und sondert ein **scharfes**, wund machendes Sekret ab, während der gleichzeitige heftige Tränenfluss eher als **mild** empfunden wird.
- **Euphrasia (Augentrost) D4–D12**
  Typisch sind geschwollene, entzündete Augen, die ständig **tränen**, ein **scharfer, heißer, wund machender** Tränenfluss und ein eher **milder Fließschnupfen**, der zu ständigem **Niesen** reizt. Die Beschwerden bessern sich im abgedunkelten Raum.
- **Sabadilla (Läusesamen) D4–D12**
  ist angezeigt bei **krampfartigem Niesen**, heftig laufender Nase mit Absonderung eines **wässrigen Sekrets**. Gleichzeitig besteht **Stirnkopfschmerz**, ein **Kloßgefühl** im Hals und **Frösteln**.

## ➤ Welche Mittel helfen bei Kopfschmerzen?

Kopfschmerzen können viele Auslöser haben. Sie reichen von Nackenverspannungen, übermäßigem Alkohol- oder Nikotingenuss bis hin zu Durchblutungsstörungen oder Wetterfühligkeit. Weil Kopfschmerzen praktisch jede Erkrankung begleiten können, ist es hier besonders wichtig, die Ursache zu kennen.

### Sicherheitshalber zum Arzt!

Bei Kopfschmerz nach Verletzungen sowie bei sehr heftigen, anhaltenden oder immer wiederkehrenden Kopfschmerzen kann auch eine schwerere Erkrankung vorliegen. In diesen Fällen sollten Sie Ihren Arzt aufsuchen.

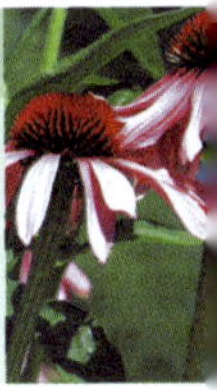

Einige Homöopathika, die bei Kopfschmerzen bekannter Ursache helfen können, sind im Folgenden genannt.

### Mittel gegen Kopfschmerzen

➤ **Nux vomica (Brechnuss) D4–D12 oder C6**
ist ein hervorragendes Mittel bei **Katerkopfschmerzen** mit Übelkeit und Benommenheit, die sich nach übermäßigem Alkoholgenuss unmittelbar **morgens** nach dem Aufstehen einstellen. Typisch sind **Hinterkopfschmerzen** oder ein **drückender** Schmerz auf dem Scheitel, die begleitet sind von einer überaus **gereizten** Stimmungslage. Vor allem Geräusche verstärken die Reizbarkeit wie auch die Schmerzen.

- **Silicea (Kieselsäure) D4–D12 oder C6**
  ist wirksam bei Kopfschmerzen, die im **Nacken** oder **Hinterkopf** beginnen, aufwärts **ausstrahlen** und sich über einem **Auge** festsetzen. Die Schmerzen nehmen gegen **Mittag** zu. Charakteristisch für dieses Mittel ist, dass **warmes Einhüllen** des Kopfes die Beschwerden lindert, während **Kälte** und **Liegen auf der linken Seite** die Schmerzen verschlimmern.
- **Glonoinum (Nitroglycerin) D4–D12**
  ist wirksam bei **pulsierenden** Kopfschmerzen, die durch **Hitze**, starke **Sonneneinstrahlung** oder Arbeit in künstlichem Licht hervorgerufen werden. Der Kopf fühlt sich **schwer** und groß an, es ist aber unmöglich, ihn aufs Kissen zu legen, weil jede **Wärme** als unangenehm empfunden wird. Der Zustand bessert sich durch **kühle Luft**, durch **Druck** und im **Liegen**.
- **Cimicifuga racemosa (Traubensilberkerze) D4–D12**
  ist angezeigt bei **stechenden** oder **berstenden** Kopfschmerzen, die durch Verspannungen der **Nackenmuskulatur** entstanden sind. Auch seelische Probleme oder Überanstrengung der Augen können die Auslöser sein. Cimicifuga kann außerdem hilfreich sein bei Kopfschmerzen während der **Monatsblutung**.

## Welche Mittel helfen bei Verdauungsproblemen?

Sehr häufig leisten **Stress, ungesunde Ernährung** und die überwiegend **sitzende Lebensweise** unserer Zeit Verdauungsproblemen Vorschub. Sie können sich durch zahlreiche Symptome äußern. Neben Sodbrennen, Übelkeit, Erbrechen und Magenschmerzen kann es zu Blähungen, Verstopfung oder Durchfall kommen. Diese Beschwerden sind in vielen

Fällen miteinander verbunden, sie können aber auch isoliert auftreten.

### Nicht immer harmlos!

Schwere Erkrankungen der Bauchorgane können manchmal ähnliche Beschwerden hervorrufen wie einfache Verdauungsstörungen. Bei ungewöhnlichen sowie anhaltenden Symptomen, sehr heftigen Schmerzen oder Blutbeimengungen im Stuhl sollten Sie grundsätzlich Ihren Arzt konsultieren.

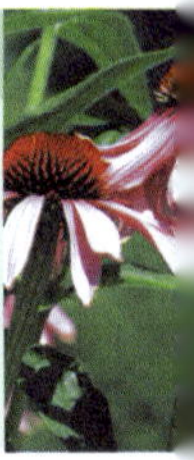

Die zu Beginn aufgeführten Homöopathika haben eine tief greifende Wirkung auf den gesamten Verdauungstrakt, das heißt, ihr Arzneimittelbild umfasst mehrere Symptome. Für Fälle, in denen Erbrechen, Durchfall oder Blähungen die alleinigen oder vorherrschenden Symptome darstellen, sind die speziell dafür infrage kommenden Mittel im Anschluss gesondert angegeben.

### Mittel gegen Verdauungsstörungen

➤ **Nux vomica (Brechnuss) D4–D12 oder C6**
ist angezeigt bei **krampfartigen** Magen- und Bauchschmerzen, die während oder kurz nach den Mahlzeiten auftreten. Ferner hilft dieses Mittel bei **Sodbrennen**, **Übelkeit**, **Völlegefühl** und starken **Blähungen**. Nux vomica wirkt besonders gut, wenn **Ärger, Stress**, **Schlafmangel** oder **Überarbeitung** die Beschwerden auslösen. Auch Verdauungsprobleme, die im Gefolge von zu viel

**Kaffee**- oder **Alkoholgenuss** auftreten, sprechen meist sehr gut auf Nux vomica an. Charakteristisch ist eine überaus **gereizte** Stimmungslage sowie eine extreme **Geräuschempfindlichkeit**, sogar gegen Stimmen und Schritte. Die Beschwerden bessern sich durch **Ruhe**, kurzen Schlaf und Liegen auf der rechten Seite.

➤ **Lycopodium (Bärlapp) D4–D12 oder C6**
ist eines der bedeutendsten Mittel für **Leber- und Galleleiden** und hilft bevorzugt bei ungesunden Gärungsprozessen im Darm mit starken **Blähungen**. Schlüsselsymptome für dieses Mittel sind **Völlegefühl** und **Müdigkeit nach dem Essen**, Menschen, die Lycopodium brauchen, bekommen oft erst während des Essens Appetit oder haben **spät abends** und **nachts Heißhungerattacken**. Sie verlangen nach **warmen** Speisen und Getränken, vertragen aber äußerliche Wärme schlecht. Weiteres Merkmal ist, dass gesundheitliche Probleme auf der **rechten Körperhälfte beginnen**. Sie verschlimmern sich zwischen **16 und 20 Uhr**.

➤ **Arsenicum album (Arsentrioxid) D6–D12 oder C6**
eignet sich bei **brennenden** Bauchschmerzen, die mit **Erbrechen** und schmerzhaften, oft blutigen **Durchfällen** einhergehen. Es ist ein ausgezeichnetes Heilmittel bei **Lebensmittelvergiftungen** oder dann, wenn der Genuss von unreifem **Obst** oder **Alkohol** der Auslöser war. Typisch für dieses Mittel ist, dass die Beschwerden von **Ängstlichkeit**, **Unruhe** und **Furcht** vor dem Tod begleitet sind. Deshalb ist der Arsenicum-Patient auch nicht gerne **alleine**. Er will jemanden in der Nähe haben, der ihm im Notfall zu Hilfe kommen kann. Er hat großen Durst auf kaltes Wasser, das meist nur in **kleinen Schlucken** getrunken wird. Der Zustand bessert sich durch **Wärme** und **heiße Getränke**, er verschlechtert sich durch **Kälte**, um **Mitternacht** und beim **Alleinsein**.

- **Pulsatilla pratensis (Küchenschelle) D4–D12 oder C6**
  hilft ähnlich wie Nux vomica bei **krampfartigen** Bauchschmerzen und **Sodbrennen**, die kurz nach dem Essen (vor allem nach **»Durcheinander-Essen«** verschiedener Speisen, **Fett** und **Eis**) auftreten. Im Gegensatz zu Nux vomica bestehen aber ein großes Bedürfnis nach **Trost** und **Zuwendung** sowie eine **weinerliche** Stimmung. Der Pulsatilla-Patient hat eine ausgesprochene Abneigung gegen **Fett** und meist **keinen Durst**. Der Zustand bessert sich durch Liegen auf der rechten Seite, **frische Luft, Bewegung** und kühle Anwendungen, er verschlimmert sich durch **Wärme**, in **stickiger** Luft, durch **fette** Nahrung und Liegen auf der linken Seite.
- **Carbo vegetabilis (Holzkohle) D4–D12 oder C6**
  wirkt bei **Verdauungsschwäche** mit schmerzhaften **Blähungen**, die nach **allen Mahlzeiten** (auch leicht verdaulicher Nahrung) auftreten und von großer **Schwäche**, **Erschöpfung** und **Ängstlichkeit** begleitet sind. Auffallend ist ein **Kältegefühl**. Der Körper des Carbo-vegetabilis-Patienten fühlt sich tatsächlich auch kalt an. Arme, Beine und Gesicht können eine **bläuliche** Verfärbung aufweisen. Es besteht vielfach Verlangen nach **salzigen**, **sauren** oder **süßen** Speisen sowie nach **Kaffee**. Die Beschwerden verschlimmern sich im **Liegen** und durch **fette** Speisen, sie bessern sich durch Aufstoßen sowie durch kühle, frische Luft.
- **Colocynthis (Koloquinte) D4–D12 oder C6**
  ist ein geeignetes Mittel bei **kolikartigen** Bauchschmerzen, die so quälend sind, dass sich der Kranke **zusammenkrümmt**. Ausgelöst werden sie durch **Ärger**, **Empörung** oder eine **Kränkung**. Die Beschwerden bessern sich durch eine Wärmflasche, die fest gegen den Bauch gedrückt wird, sowie durch Liegen mit bis ans Kinn hochgezogenen Beinen. Sie verschlimmern sich durch Kälte.

## Mittel gegen Erbrechen

- **Phosphor (gelber Phosphor) D6–D12**
  hilft bei Erbrechen mit großem **Durst** auf eiskalte Getränke, die aber sofort wieder **erbrochen** werden, sobald sie sich im Magen erwärmt haben. Die Beschwerden können begleitet sein von brennenden **Magenschmerzen** und nervöser **Ängstlichkeit**.
- **Ipecacuanha (Brechwurzel) D4–D12**
  hilft bei ständigem **Erbrechen** und **Übelkeit** mit krampfartigen **Magenschmerzen**. Das Erbrochene ist oft **grün** gefärbt. Auffallend ist, dass im Gegensatz zu vielen anderen Magenerkrankungen die Zunge **nicht belegt** ist.
- **Veratrum album (Weißer Germer) D4–D12**
  ist hilfreich bei **Übelkeit** und **Erbrechen**, wenn **Kreislaufstörungen** und **Kollapsneigung** mit Ausbruch von **kaltem Schweiß** die Beschwerden begleiten.

## Mittel gegen (Brech-)Durchfall

- **Arsenicum album (weißes Arsenik) D6–D12**
  ist hilfreich bei **Magen-Darm-Infektionen**, die mit **brennenden** Schmerzen, **Frösteln**, **Durst**, **Erbrechen**, **Durchfall** und **ängstlicher Unruhe** einhergehen (weitere Charakteristika siehe unter »Mittel gegen Verdauungsstörungen«).
- **Sulfur (Schwefel) D6–D12**
  wirkt bei **Durchfall** infolge **unverträglicher Nahrung**, beispielsweise nach Genuss von **fetten** oder zu vielen **süßen** Speisen. Charakteristisch sind Durchfälle, die **morgens** aus dem Bett treiben.
- **Okoubaka aubrevilli D2–D3**
  ist ein hervorragendes Mittel bei Durchfällen, die auf **Reisen** in warme oder tropische Länder auftreten.

### Mittel gegen Verstopfung

- **Nux vomica (Brechnuss) D4–D12**
  wirkt bei Verstopfung mit vergeblichem Stuhldrang infolge **Verkrampfung** des Schließmuskels, vor allem, wenn übermäßiger Konsum von Genussmitteln, chronischer Missbrauch von **Abführmitteln** oder **überwiegend sitzende** Lebensweise die Auslöser waren (weitere Charakteristika siehe unter »Mittel gegen Verdauungsstörungen«).
- **Sepia (Tintenfisch) D4–D12**
  hilft bei **Darmträgheit** mit vergeblichem Stuhldrang und dem Gefühl, als würde eine **Kugel** im Enddarm stecken.
- **Silicea (Kieselsäure) D4–D12**
  wirkt bei **Verstopfung** und **Blähungen**, die kneifende, drückende oder kolikartige **Bauchschmerzen** hervorrufen. Der Bauch ist aufgetrieben und es kann nur **mühevoll** sehr **harter**, **knotiger** Stuhl hervorgebracht werden.

## ➤ Welche Mittel helfen bei Gliederschmerzen?

Rheumatische Schmerzen stellen meist ein chronisches Leiden dar, das einer konstitutionellen Behandlung bedarf, die am besten beim Homöopathen erfolgen sollte.

### Erst die Ursache der Schmerzen klären!

Schwere, anhaltende oder immer wiederkehrende Schmerzen im Bereich des Bewegungsapparates bedürfen einer genauen Abklärung der Ursache. In diesen Fällen sollten sie einen Arzt zurate ziehen.

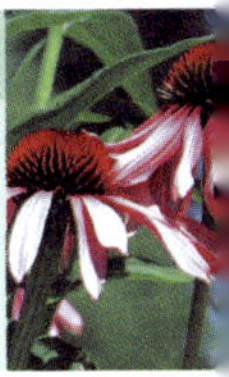

Einige Mittel für akute Probleme im Bereich des Bewegungsapparates, die Sie selbst behandeln können, sind im Folgenden genannt.

## Mittel gegen Gliederschmerzen

- **Rhus toxicodendron (Giftsumach) D6–D12 oder C6**
  Dieses Homöopathikum hat einen starken Einfluss auf Sehnen, Muskeln und Gelenke. Es eignet sich hervorragend bei Muskel- und Gelenkschmerzen, die durch **Zugluft** nach **Überhitzung** oder **Überanstrengung** ausgelöst wurden. Charakteristisch ist, dass sich die reißenden Gliederschmerzen und die Steifigkeit der Gelenke durch **Bewegung** bessern. Das Mittel hilft, wenn sich der Betroffene ständig bewegen oder die **Lage wechseln** muss, um seine Schmerzen ertragen zu können. Auch **warme Anwendungen** bessern die Symptome. Sie verschlimmern sich in **Ruhe**, durch **kalte Luft** und **Nässe**.
- **Bryonia (weiße Zaunrübe) D6–D12 oder C6**
  hilft bei entzündlichen Gelenkbeschwerden, mit **heißen Schwellungen** und **stechenden** oder **reißenden** Schmerzen. Charakteristisch ist, dass sich die Beschwerden bei der **geringsten Bewegung** verschlimmern. Bryonia-Patienten meiden deshalb jede Bewegung. Sie sind **gereizt** und wollen ihre Ruhe haben. **Wärme** verschlimmert die Schmerzen, während sie sich durch **kühle** Anwendungen, **festen Druck** und **Ruhe** bessern.
- **Arnica montana (Bergwohlverleih) D6–D12 oder C6**
  hilft bei Schmerzen infolge von **Zerrungen** oder **Prellungen**, aber auch bei **Gliederschmerzen**, die sich anfühlen, als hätte man sich **verrenkt** oder als wären die Glieder **zerschlagen**. Der Arni-

ca-Patient braucht **Ruhe** und seine Schmerzen verschlimmern sich ähnlich wie bei Bryonia durch **Bewegung**. Im Gegensatz zu diesem Mittel sind die schmerzhaften Körperregionen bei Arnica jedoch **hochgradig berührungsempfindlich**.

## ➤ Gibt es homöopathische Erste-Hilfe-Mittel?

Homöopathische Arzneien haben sich auch als Erste-Hilfe-Mittel bewährt. In Ergänzung zur herkömmlichen Wundversorgung lindern sie bei leichteren Verletzungen, Verbrennungen oder Insektenstichen die Schmerzen und beschleunigen den Heilungsprozess. Erste-Hilfe-Mittel können in tiefen Potenzen stündlich bis zu achtmal täglich eingenommen werden.

### Auch kleine Verletzungen ernst nehmen!

Die Behandlung schwerer Verletzungen oder Verbrennungen sowie von etwaigen Komplikationen gehört in ärztliche Hände. Überprüfen Sie auch bei kleineren Verletzungen immer, ob Ihr Tetanus-Impfschutz noch ausreichend ist!

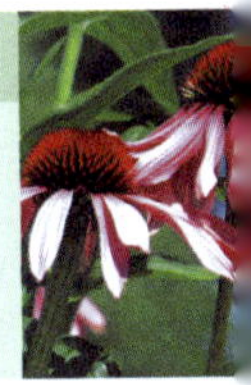

### Mittel bei Verletzungen

➤ **Arnica montana (Bergwohlverleih) D4–D6**
hilft bei allen schmerzhaften **Prellungen**, **Quetschungen** und Wunden, die mit der Ausbildung eines großen **Blutergusses** verbunden sind.

- **Calendula officinalis (Ringelblume) D4–D6**
  beschleunigt die Heilung von **blutenden Risswunden**.
- **Hypericum (Johanniskraut) D4–D6**
  hilft bei sehr schmerzhaften **Prellungen** und **Quetschungen**, vor allem, wenn die **Knochenhaut** und das **Nervengewebe** mit betroffen sind.
- **Ledum pallustre (Sumpfporst) D4–D6**
  ist hilfreich bei allen **Stichverletzungen**, die kaum bluten, aber **Rötung**, **Schwellung** und **pochende Schmerzen** hervorrufen, vor allem, wenn sie mit **Kältegefühl** oder **Frösteln** verbunden sind. Ledum ist auch zur unterstützenden Behandlung bei **Tierbissen** geeignet.
- **Staphysagria (Stephanskraut) D4–D6**
  eignet sich zur Beschleunigung des Heilungsprozesses bei allen **glatten Schnittverletzungen**.
- **Bellis perennis (Gänseblümchen) D4–D6**
  ist ein ausgezeichnetes Mittel bei **Prellungen** und Weichteilverletzungen, die mit ausgeprägten **Blutergüssen** einhergehen.
- **Symphytum officinalis (Beinwell) D4–D6**
  hat eine überragende Wirkung auf die **Knochen**. Es ist deshalb angezeigt bei starken **Prellungen** und **Quetschungen**, wenn der **Knochen** mitbetroffen ist. Unterstützend beschleunigt es den Heilungsverlauf bei **Knochenbrüchen**.

### Mittel bei Verbrennungen

- **Cantharis (Spanische Fliege) D6–D12**
  hilft bei Verbrennungen, wenn die Bildung von **Brandblasen** und **Entzündung** droht.

- **Urtica urens (Brennnessel) D6–D12**
  gilt ebenfalls als ein wirksames Mittel bei **Verbrennungen** und **Verbrühungen**.

## Mittel bei Insektenstichen

- **Apis mellifica (Honigbiene) D6–D8**
  hilft bei **Insektenstichen**, die **stark geschwollen** und **hoch empfindlich** sind, sich **heiß** anfühlen und **brennende** oder **stechende** Schmerzen verursachen.
- **Ledum pallustre (Sumpfporst) D6–D8**
  unterstützt die Heilung von **Stichverletzungen**, auch von **Insektenstichen**, vor allem, wenn sie von einem allgemeinen Kältegefühl begleitet sind.

## Erste Hilfe auf Reisen

- **Belladonna (Tollkirsche) D6–D12**
  ist ein bewährtes Mittel bei **Sonnenbrand**, wenn nach intensiver Sonneneinstrahlung die Haut **feuerrot** und **hoch empfindlich** ist und zu **brennen** beginnt.
- **Glonoinum (Nitroglycerin) D6–D12**
  hilft bei **Sonnenstich** mit **pochenden Kopfschmerzen** und **rotem, heißem Gesicht**.
- **Coccolus (Indische Kockelskörner) D4–D12**
  ist eines der bedeutendsten Heilmittel bei **Reise- und Seekrankheit**.
- **Okoubaka D2–D3 (im Akutstadium stündlich einnehmen)**
  hat sich bewährt bei **Durchfallerkrankungen**, die bei **Reisen** in heiße, tropische Länder auftreten.

## Literatur

Barthel, H.: Charakteristika homöopathischer Arzneimittelbilder. Barthel & Barthel 1993

Boericke, W.: Homöopathische Mittel und ihre Wirkungen – Materia Medica und Repertorium. Wissenschaftlicher Autorenverlag 1991

Brauchle, A.: Das große Buch der Naturheilkunde. Prisma 1977

Edition Lit.europe: Homöopathie 1796-1996 – eine Heilkunde und ihre Geschichte. Hrsg. Madaus AG 1996

Grudzinski, Th.v., Vint, P.: Der Neue Clarke – eine Enzyklopädie für den homöopathischen Praktiker. Stefanovic Verlag für Homöopathische Literatur 1996

Guernsey, H.N.: Keynotes zur Materia medica. Haug 1999

Kreuter, J. H. P.: Homöopathie – Praktische Anwendung und Arzneimittellehre. Falken 1989

Künzli, J., Barthel, M.: Kent's Repertorium Generale. Barthel & Barthel 1989

Lockie, A., Geddes, N.: Homöopathie. BLV 2000

Paracelsus, Th.: Lebendiges Erbe. Rascher 1942

Risch, G.: Homöopathik – Die Heilmethode Hahnemanns. Pflaum 1985

## Register

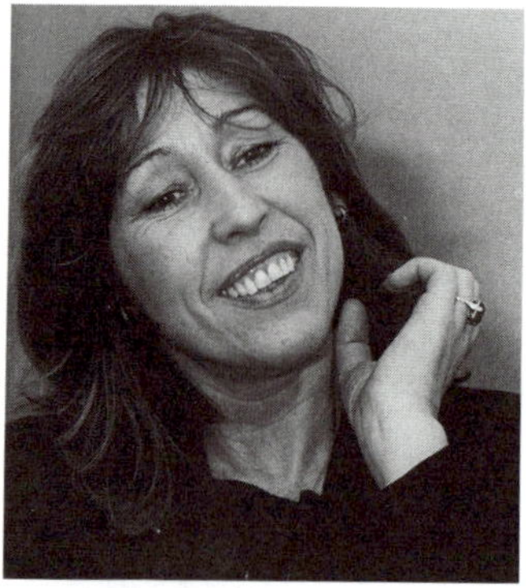

## Dr. Karola Scheffer

Nach dem Studium der Humanmedizin in München arbeitete Frau Dr. Scheffer zunächst als Assistenzärztin in einer Rheumaklinik in Bad Feilnbach. Von 1984 bis 2002 leitete sie das Institut für klinische Chemie und Pharmakologie Medical Service in München. Darüber hinaus schreibt sie seit 1994 nebenberuflich als Medizinjournalistin für die Ärztezeitschrift für Naturmedizin "NaturaMed". Von 1994 bis 1996 ließ sie sich in Klassischer Homöopathie ausbilden und betreibt seit 1996 eine privatärztliche Praxis in München.